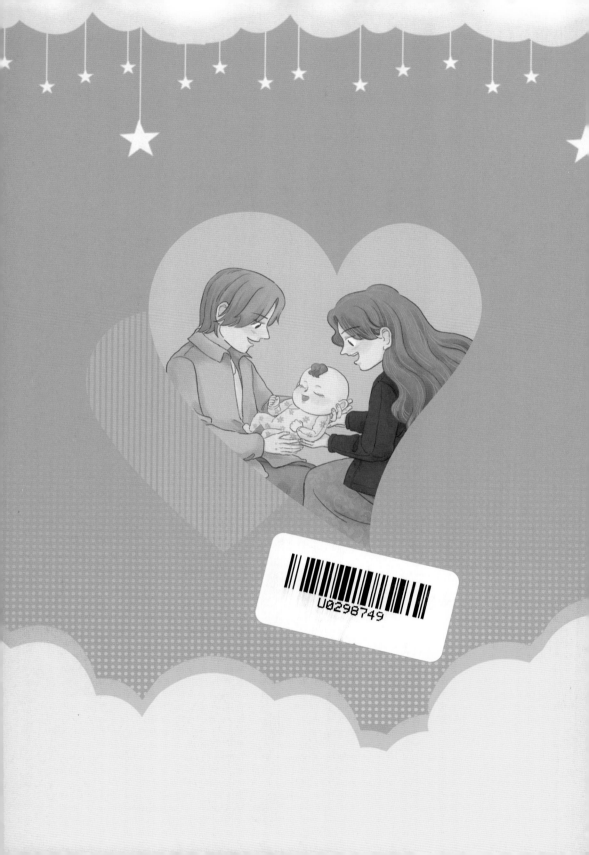

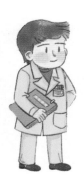

优生优育
防入误区

组织编写　湖南省妇幼保健院

主　编　方俊群　荣晓萍　彭　莹　梁昌标

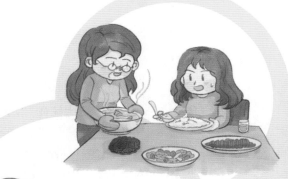

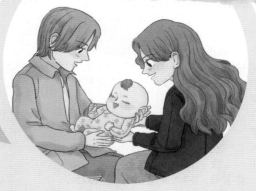

人民卫生出版社
·北京·

图书在版编目（CIP）数据

优生优育　防入误区 / 湖南省妇幼保健院组织编写
—北京：人民卫生出版社，2023.4
ISBN 978-7-117-34675-7

Ⅰ.①优… Ⅱ.①湖… Ⅲ.①优生优育 – 基本知识
Ⅳ.①R169.1

中国国家版本馆 CIP 数据核字（2023）第 049114 号

人卫智网	www.ipmph.com	医学教育、学术、考试、健康，
		购书智慧智能综合服务平台
人卫官网	www.pmph.com	人卫官方资讯发布平台

优生优育　防入误区
Yousheng Youyu　Fangru Wuqu

组织编写：湖南省妇幼保健院
出版发行：人民卫生出版社（中继线 010-59780011）
地　　址：北京市朝阳区潘家园南里 19 号
邮　　编：100021
E - mail：pmph @ pmph.com
购书热线：010-59787592　010-59787584　010-65264830
印　　刷：北京顶佳世纪印刷有限公司
经　　销：新华书店
开　　本：710×1000　1/16　印张：9.5
字　　数：146 千字
版　　次：2023 年 4 月第 1 版
印　　次：2023 年 5 月第 1 次印刷
标准书号：ISBN 978-7-117-34675-7
定　　价：59.00 元

打击盗版举报电话：**010-59787491**　**E-mail：WQ @ pmph.com**
质量问题联系电话：**010-59787234**　**E-mail：zhiliang @ pmph.com**
数字融合服务电话：**4001118166**　**E-mail：zengzhi @ pmph.com**

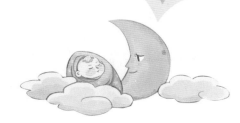

优生优育防入误区

编写委员会

主　审　马良坤

主　编　方俊群　荣晓萍　彭　莹　梁昌标

副主编　高　洁　唐雅兵　席　惠

编　者（以姓氏汉语拼音为序）

陈　姝　陈　霞　陈琼英　范　烺　方　玲　方俊群　符文卉

高　洁　韩　婷　何　丽　蒋美平　金　野　梁昌标　梁惠珍

刘心怡　穆仪冰　彭　莹　荣晓萍　唐雅兵　王　华　王晓丽

席　惠　谢冬华　熊书晗　杨　帆　杨　敏　杨　娉　杨舒亭

杨文珍　袁　姗　张慧梅　邹柯涵

美术设计　熊　涛

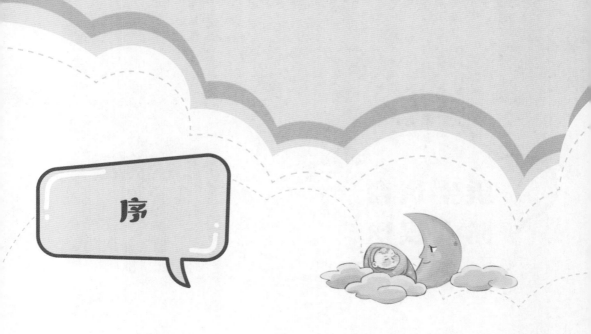

序

　　党的十八大以来,党中央高度重视人口问题,作出逐步调整生育政策、促进人口长期均衡发展等重大决策,我国人口素质取得显著成效、人口发展形势出现一些积极变化。国家层面相继出台《中华人民共和国基本医疗卫生与健康促进法》《健康中国行动(2019—2030年)》等法律法规,不断提高出生人口素质和妇女儿童健康水平。实践证明,普及优生健康知识和技能,提升公众健康素养是促进优生优育、防治出生缺陷、保障妇女儿童健康最根本、最经济、最有效的措施之一。

　　湖南省妇幼保健院、国家卫生健康委出生缺陷研究与预防重点实验室紧跟时代需求,汇集多学科专家精心编写的这本科普书籍,是继《科学孕育　关爱无限——做好优生优育,远离出生缺陷》《预防出生缺陷科普教育手册》等科普书籍之后,推出的又一全新著作。该书一如既往秉承了广大妇幼人"以妇女儿童健康为中心"的理念,聚焦优生优育相关的热点,以及妇女儿童困惑、关心的问题,以问题和需求为导向,结合问题内容、热搜新闻、小故事/小案例等进行真相剖析,并给予科学专业的健康建议,内容涉及备孕、孕产期保健、育儿等方面,语言幽默风趣,画面简洁清新,创新性强,科普效果佳,不仅能为育龄人群、孕产妇、儿童家长及看护人提供必要的健康知识

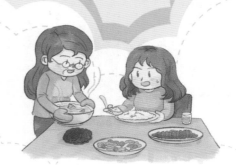

信息,帮助树立正确的健康孕育观念,更能为医护人员开展优生优育、出生缺陷健康教育科普活动时提供专业参考。

　　本书的编者全为妇幼工作者,在妇幼健康领域默默耕耘、不断探索,见证了几十年来优生优育知识与技术的更新发展;在临床保健一线与大量服务对象接触交流的过程中,洞察了服务对象对于优生优育科学知识的诉求和误差。希望这本科普书籍能帮助广大服务对象纠正错误孕育观念,树立科学正确的孕育理念和行为规范,让每个新生命健康孕育、让每个儿童健康成长!

杨琦
中国疾病预防控制中心妇幼保健中心
2022 年 6 月

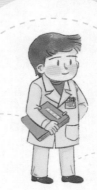

前言

　　精卵结合开启了新生命的起点,一旦相知相遇过程中出现出乎意料的阻碍和伤害,将严重干扰新生命的酝酿和健康,也对孕育本体造成不利影响。或许生命就是一场惊心动魄的历险记,偶尔一帆风顺,偶尔大浪滔天,如何守护妇女儿童的健康,这是妇幼保健事业永恒的追求。根据《健康中国行动(2019—2030 年)》关于健康知识普及行动和妇幼健康促进行动的要求,帮助育龄人群掌握预防出生缺陷、促进优生优育的知识与技能,是妇幼保健机构的重要责任。

　　近年来,关于优生优育的讨论越来越热烈,各种传言、谣言应运而生,常令许多人一头雾水、无所适从。多吃碱性食物能生男孩?孕期多吃更健康?"大脑壳"的孩子更聪明?……这些说法是对还是错呢?为了帮大家从科学的角度解析这些说法和疑问,湖南省妇幼保健院组织了各个相关领域的专家,在继出版《科学孕育　关爱无限——做好优生优育,远离出生缺陷》《预防出生缺陷科普教育手册》等科普书籍之后,又精心编写了《优生优育　防入误区》这本书。

　　全书分为三篇,针对备孕、孕育、婴幼儿健康热点问题进行真相解析,并给予科学的健康行为建议,帮助育龄人群深入全面地了解优生优育的知识,树立正确的生育理念,促进健康孕育。作为出生缺陷防控知识的系列图书,本书依然采用了幽默风趣的风格,通过一幅幅

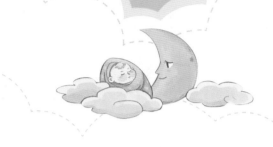

调皮可爱的插图,结合问题内容、热搜新闻、小故事/小案例等,进行优生优育的健康知识普及,融知识性、趣味性于一体。本书适合所有育龄人群、孕产妇、儿童家长及看护人阅读,同时也可供医护人员开展优生优育、出生缺陷健康教育科普活动时参考。

本书由"湖南省科技创新计划——湖南省出生缺陷协同防治科技重大专项(项目编号:2019SK1010)子项目——湖南省出生缺陷防控质量保障体系研究(项目编号:2019SK1011)""中国疾病预防控制中心妇幼保健中心母婴营养与健康研究项目(项目编号:2020FYH030)"的支持。

愿每个家庭健康孕育、每个孩子健康成长,是当代妇幼保健工作者坚持妇幼健康科普的初心和期望。由于优生优育健康知识的不断更新和完善,本书可能还存在许多未能涵盖的内容,如有疏漏和不足之处,敬请不吝赐教指正为盼!

方俊群
湖南省妇幼保健院
2022 年 6 月

目录

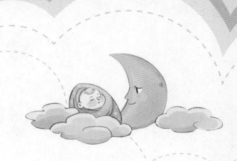

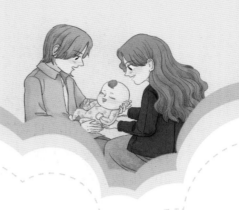

育儿篇

备孕篇

1. 婚前检查有必要吗

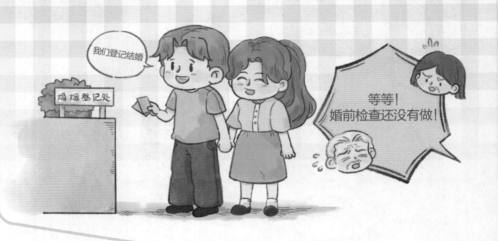

　　情歌中的海誓山盟,往往会让热恋中的人陶醉其中。爱就要在一起,如果在一起之前,提出做婚前医学检查会不会大煞风景呢? 会不会违背爱情的初衷呢? 还有人说婚前医学检查只是走走形式,没有实际意义。

　　真的是这样吗?

专家观点

　　恰恰相反,婚前医学检查是一个对双方身体以及后代健康负责任的表现,是保证相爱的两个人婚姻生活幸福美满的基石。结婚就像开盲盒,打开的是惊喜还是惊吓是未知的。也曾发生过因对方隐瞒病史,婚后闹上法庭的案例。婚前医学检查被实践证明是促进生殖健康、预防出生缺陷行之有效的、重要的措施。因此,婚前医学检查非常有必要!

浪漫婚姻,相约婚检——婚前医学检查的服务内容

如果你和所爱之人有了步入婚姻殿堂的打算,请你们前往婚检机构进行婚前医学检查。在婚检机构,你们可以享受到以下内容的服务:接受关于性卫生、生育和遗传病预防等健康知识的教育及指导;向医生咨询有关婚配、生育保健等健康问题,并获得医学意见和建议;做婚前医学健康检查,了解双方是否患有影响结婚和生育的疾病等。

做婚前医学检查时,医生会给男女双方进行常规体格检查和生殖器检查。这些检查主要是针对影响婚育的严重遗传性疾病、指定传染病(如梅毒、艾滋病)、有关精神性疾病(如精神分裂症、躁狂症、抑郁症、其他重型精神病)以及其他与婚育有关的疾病(如重要脏器疾病、生殖系统疾病)等。

面对婚姻,光有爱是不够的——不宜结婚的疾病

婚姻是终身大事,婚后的男女双方不但要共同生活,还要共同生儿育女。爱情基础的稳固固然是婚姻成败的首要条件,但是健康状况的保证也是实现美满婚姻的关键,更是孕育健康后代的前提。如果有以下三种情况,则不建议结婚:男女双方为直系血亲、三代以内旁系血亲关系;一方患有重度、极重度智力低下,不具备婚姻意识能力;一方患有重型精神疾病,在病情发作期有攻击危害行为。

健康建议

准备做婚前医学检查前，需要做好以下五件事：

（1）注意规律作息，充足睡眠，使身体保持在最佳状态，有利于检查的准确性。

（2）检查的前一天不能饮酒，尽量清淡饮食，以免影响肝功能化验结果。

（3）检查当天早晨需要空腹，注意不要进食进水。

（4）婚前医学检查中有针对男女双方生殖系统的检查，因此在检查前要保持外阴清洁，女性避开月经期。

（5）医生会详细询问双方的家族史、遗传病史，需要理解并积极配合。

2. 只要女性做孕前检查就行了吗

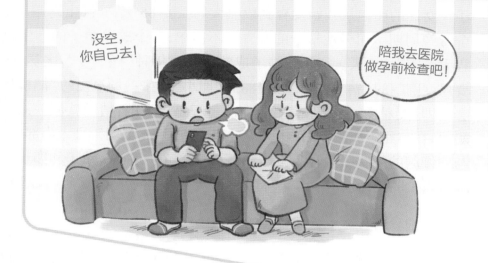

小丽（化名，下同）计划备孕，于是来到孕前门诊，希望通过孕前咨询和孕前检查获得一些专业指导。当得知男方也要一起接受检查时，小丽的丈夫恼了："孩子由老婆生，检查她一个人就行了！"

孕前检查真的只需要女方一个人做就行了吗？

专家观点

"怀胎十月，一朝分娩。"看起来似乎是由女人一人来承担的，但实际上孕育生命，男女同等重要。因此，备孕夫妻双方需要共同参加孕前优生健康检查。

新生命来自一场浪漫的"鹊桥相会"——卵子和精子的结合

正常情况下,成年女性在每个月经周期都会排出一个成熟的卵子。女性的卵泡从开始发育到成熟大约需要 85 天,实际上跨越了 3 个月经周期。而男性精子的发育也不简单,一个成熟精子的产生过程大约需要 90 天。卵子与精子成熟后,离"播种"还差一步之遥,需要风度翩翩的"精子先生"和美丽的"卵小姐"来一场浪漫的"鹊桥相会",即"受精"。这场孕育新生命的过程是这样的:精子就像一只小蝌蚪,在与卵子相遇以后,将头穿过卵子外围的"城墙",进入内部后,与卵细胞的细胞膜融合为一体,最后完成受精。所以,精子和卵子一样有重大的使命。

孕前检查——女性需要做的检查项目

女性基本体格检查是必查项目,包括心肺听诊、血压和体重指数(body mass index,BMI)测量以及妇科检查。常规项目有:血常规、尿常规、血型(ABO 和 Rh 血型)、肝功能、肾功能、空腹血糖水平、乙型肝炎表面抗原(HBsAg)筛查、梅毒血清抗体筛查、艾滋病病毒(human immunodeficiency virus,HIV,即人类免疫缺陷病毒)筛查、地中海贫血筛查(广东、广西、海南、湖南、湖北、江西、云南、贵州、四川、重庆等地区)。其次,根据实际情况,个体化进行子宫颈细胞学检查、TORCH 筛查(也叫"优生四项"检查,包括弓形虫检查、风疹病毒检查、巨细胞病毒检查、单纯疱疹病毒检查)、阴道分泌物检查、甲状腺功能检测、75g 葡萄糖耐量试验、血脂水平检查、妇科超声检查、心电图检查、胸部 X 线检查等。如果患有遗传病、慢性病或传染病且打算怀孕的妇女,应主动接受医生的风险评估与生育指导。

孕前检查——男性需要做的检查项目

男性检查项目比女性的简单,除了常规的全面体格检查外,还需要重点接受精液检查,了解精子质量,排查是否患有无精子症、少精症、弱精症、畸精症等。如果在检查中发现存在健康问题,需要及时就医治疗,等身体恢复后再备孕。

国家实施免费的孕前优生健康检查项目

生孩子不只是女性的事,准爸爸的健康状况同样影响宝宝的健康。我国自 2010 年启动实施了国家免费孕前优生健康检查项目,为符合生育政策、计划妊娠的夫妇免费提供优生健康检查、健康咨询以及风险评估等服务。如果你们有了备孕计划,请在准备怀孕前 3~6 个月,前往户口所在地的县(市、区)级妇幼保健机构,接受孕前优生健康检查。

健康建议

准备做孕前优生健康检查前,需要注意以下事情:

(1)检查的前一天,要禁烟、酒、茶、咖啡,限高脂、高蛋白饮食,避免剧烈运动。

(2)如近半年未做过身体常规体检,在检查当天早晨注意空腹,不要进食进水。

(3)女性的检查要避开月经期,检查前 24 个小时内避免性交、阴道灌洗和局部上药。

(4)男性在检查前要禁欲 2~7 天,禁欲时间不可过短或过长。

3. 生娃一定要趁早吗

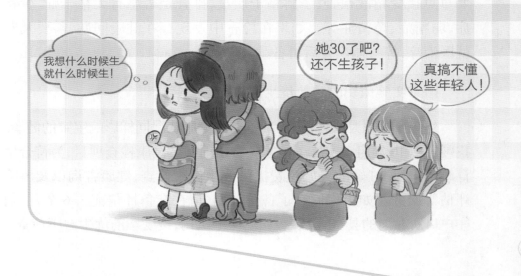

　　小亮(化名,下同)和小丽同龄,结婚已经三年了,小两口一直在忙事业,眼瞅着就要30岁了,小亮妈有些忍不住了,大声提醒:"生娃也有时机的,一定要趁早哦!""就是!就是!"一旁的小丽妈也附和,"老大不小了,听说生晚了不好!"对此,小丽很烦恼,对小亮抱怨道:"现在人的平均寿命在逐渐增加,晚结婚、晚生育挺正常的啊!"

专家观点

　　从优生优育角度,生孩子是有最佳生育年龄的,过早或者过晚,都会对妈妈和孩子的健康有不利影响,会增加出生缺陷、流产、早产等不良妊娠结局风险。

女性最佳生育年龄是 25~30 岁

从女性的生理规律来说,卵巢功能是动态变化的。年龄是影响卵巢功能的重要因素。按正常生理规律,卵巢功能的鼎盛期是 25~30 岁。因为此期间的卵子质量最佳,生育力最强,是孕育生命的最佳时机。30 岁以后,卵巢功能进入衰退期,卵子质量也随之缓慢下降。35 岁以后,卵巢功能进入快速衰退期,卵子质量大打折扣,甚至存在空卵泡可能,不孕症、流产、出生缺陷等风险将成倍上升。但生孩子这件事,也不是越早越好。女性生育年龄小于 20 岁,不仅影响妈妈自身的发育和健康,还可导致胎儿发育不良,增加难产的风险。

男性最佳生育年龄是 25~35 岁

这个时期的男性身体处于最佳状态,生精能力旺盛,且精子质量达到高峰。随着年龄的生长,男性的身体状况会开始下降,精子的质量也会有所下降。很多研究数据表明,男性在 35 岁以后精子的死亡率和畸形率会渐渐升高,导致生育能力下降,出生缺陷发生率明显增加,因此建议男性尽量在 35 岁以前开始备孕。

健康建议

为了自身和后代的健康,建议已婚夫妇选择在最佳生育年龄完成备孕计划。

4. 是"春天不宜受孕，冬天不宜分娩"吗

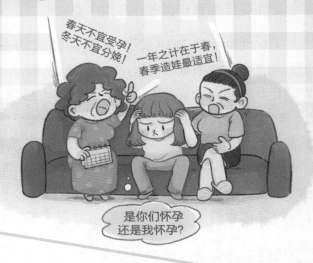

最近，小丽遭遇了备孕的烦恼。原来，小丽的婆婆要她晚几个月再怀孕，理由是"春天不宜受孕，冬天不宜分娩"。但小丽的妈妈却不同意，认为"一年之计在于春"。两位长辈各持己见，这让小两口无所适从。

她们的说法都有依据吗？究竟哪个季节才适合怀孕呢？

专家观点

俗话讲"顺应天时"，在生育方面也不例外，民间有诸多说法，如"春天不宜受孕，冬天不宜分娩""春夏之交怀孕难"等。但随着医学的发展和进步，这些说法早已被证明不成立。

季节不影响成败，孕前检查更关键

说"春天不宜受孕"的，可能是考虑春季各类病毒"活跃"，如流感病毒、风疹病毒、肝炎病毒等，导致传染病流行，对于备孕、孕期女性来说存在风险，可能影响胎儿发育。说"春夏之交怀孕难"的，可能是考虑这个时期天气闷热，人们容易情绪烦躁不安、脾气暴躁、睡眠不足等。

其实，如果你们是一对想自然受孕的夫妻，且双方的身体都处于健康状态，完全不必拘泥于季节，任何季节怀孕都是最佳时间。只要做好了孕前优生健康检查以及自身防范，一般是不会影响优生优育的。

四季皆可分娩，科学"坐月子"更健康

民间之所以有"冬天不宜分娩""冬天产子易得产后风"的传言，可能是因为冬季风大天寒，再加上旧时期没有良好的分娩以及"坐月子"的环境卫生条件不好，以及人们的健康意识不强，产妇在"坐月子"期间很容易遭受感染。因此，老一辈人常要求产妇包头戴帽，门窗紧闭，甚至夏日也不能洗澡、洗头等。其实，妇女在生产后免疫力下降，正常的清洗反而能减少感染的风险，促进身体舒适和康复，只需要注意做好保暖，避免受凉感冒即可。

健康建议

由于每次孕育都存在一定的不确定性，为了确保母亲和新生命的健康，建议备孕夫妇双方：在准备怀孕前 3~6 个月，到户口所在地的县（市、区）级妇幼保健机构接受孕前优生健康检查。

5. "药补不如食补",吃叶酸真的不如多吃青菜萝卜吗

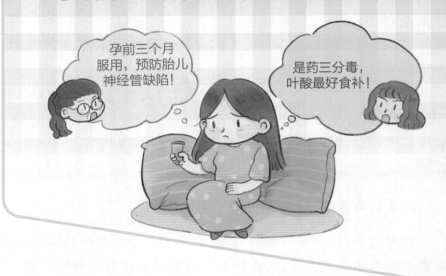

孕前三个月服用,预防胎儿神经管缺陷!

是药三分毒,叶酸最好食补!

叶酸是预防神经管缺陷的重要营养素,合理增补叶酸可以避免生出人们说的"无脑儿"。虽然很多备孕女性知道叶酸很重要,但是在她们眼中,总认为叶酸是药,"药补不如食补",吃叶酸不如多吃青菜萝卜。

真的是这样吗?

专家观点

神经管缺陷是遗传因素和环境因素共同作用的结果。在环境因素中,营养因素,尤其是叶酸缺乏已经被公认为神经管缺陷发生的危

险因素。食补叶酸不能满足身体需求，叶酸片中的合成叶酸比食物里的叶酸稳定性更好，且更易被人体吸收，建议在备孕期间就开始补充叶酸片剂。

正常饮食无法满足孕期对叶酸需求

叶酸即维生素 B_9，是 B 族维生素的一种，由于它最早是从植物的叶子中提取而得，因此命名为"叶酸"。叶酸是一种非常重要的营养素，人的生长发育、正常的生命活动都离不开它。孕妈妈补充叶酸，最重要的作用就是预防神经管缺陷。此外，还可以预防孕期贫血、先兆子痫，以及促进胎盘发育等。

对于某些营养素，营养师可能会优先推荐食补，可是食补叶酸却非常不靠谱。因为食物中的叶酸太过脆弱，对热、光、酸都很敏感，在烹饪过程中 50%~90% 的叶酸会被破坏，剩下没有被破坏的利用率也所剩无几。孕早期是胎儿神经管发育的关键期，需要大量叶酸，所以通过正常饮食，远远无法达到叶酸需求量。

特殊人群需要补充更高剂量叶酸

摄入的叶酸，要想在我们的身体里发挥作用，就需要转化成活性叶酸(5-甲基四氢叶酸)，这个转化过程必须有一种生物活性酶(亚甲基四氢叶酸还原酶)的参与。如果孕妈妈本身存在基因异常，这种酶的活性下降，可能导致身体对叶酸的利用水平大打折扣，影响预防胎儿神经管缺陷的效果。因此，对于这类人群，以及有神经管缺陷生育史或家族史，或患有糖尿病、肥胖、癫痫、胃肠道吸收不良等疾病的特殊人群，都可能需要额外补充更高剂量的叶酸，需在医生的指导下进行叶酸代谢基因等相关检测，接受个体化的叶酸补充建议，才能满足需求。

健康建议

（1）在医生的指导下规范补充叶酸：备孕女性在怀孕前 3 个月至怀孕后头 3 个月，每天补充 0.4~0.8mg 叶酸，孕中晚期每天补充 0.4mg 叶酸；备孕男性从妻子怀孕前 3 个月开始也需要每天补充 0.4mg 叶酸，直至确定怀孕；每月补充叶酸至少 25 天；神经管缺陷低发区的备孕夫妻也需要增补叶酸。

（2）避免过量摄入叶酸：长期、大量补充叶酸，可能造成体内锌含量过低或维生素 B_{12} 缺乏，影响胎儿生长发育，故需要注意血锌含量，及时补锌。必要时，需要抽血检测红细胞内叶酸、血清叶酸水平，根据结果调整补充剂量。

（3）合理"食补"叶酸：多食用富含叶酸的食物：如动物肝脏、肾脏、绿色蔬菜、鱼、蛋、谷类、豆制品、坚果等；注意烹调食物的时间不能过长，尽量用蒸、微波、旺火炒的方式；柑橘类水果中的叶酸含量也较多，而且食用过程中损失少，推荐食用。

6. 身体健康就不会生育有遗传病的孩子吗

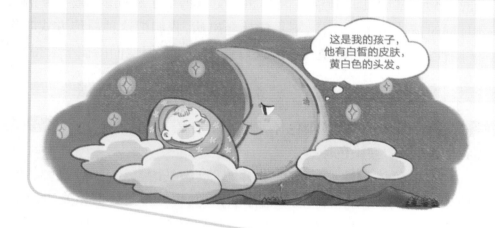

这是我的孩子，他有白皙的皮肤，黄白色的头发。

小亮最近喜得贵子，但怎么也高兴不起来。原来孩子一生下来就与众不同：全身皮肤特别白皙，头发是黄白色的，眼睛是粉白色的。医生告诉小亮，孩子患的是白化病，这是一种遗传病。

小亮感到难以置信，他和妻子都很健康，家族里也没有出现过类似情况，孩子怎么会得这病呢？

专家观点

健康夫妻也可能生育出有遗传病的孩子。

看似健康的你：也许是"致病基因"的携带者

众所周知，孩子像爸爸或者妈妈，这一现象和遗传有关。基本的遗传单位，就是基因。即便是正常人，也平均携带有 2~3 个可能引起疾病的基因，即"致病基因"，如果父母携带了相同的"致病基因"，且同时遗传给了下一代，下一代就会患病，我们把这种遗传方式叫作"隐性遗传"。换句话说，就是父母自己不得病，但他们的孩子会得病。

"站对位置很重要"——"致病基因"与遗传病的"秘密"

正常人类有 23 对染色体，其中 22 对是"常染色体"，1 对是决定我们性别的"性染色体"。

常染色体隐性遗传病携带者的"致病基因"，位于常染色体上。由于"致病基因"并不在性染色体上，故发病与否同性别无关，即男女都可能患病。携带者本人并不会有任何异常表现；但如果夫妻双方同为同一个隐性"致病基因"的携带者，则有 1/4 概率生育一个患病的孩子。小亮孩子的白化病就是一种常染色体隐性遗传病，是因为小亮和妻子的身体里携带了相同、与白化病相关的"致病基因"所致。

X 连锁隐性遗传病携带者的"致病基因"，位于"性染色体"中的 X 染色体上。由于女性有两条 X 染色体，当其中一条 X 染色体携带一个"致病基因"时，该女性并不发病，但所生育的女孩有 50% 概率成为遗传病的隐性携带者；该女性所生育的男孩由于随机遗传了母亲的一条 X 染色体，便有 50% 概率因遗传到有"致病基因"的 X 染色体而患病。我们常听说的血友病、红绿色盲就属于此类。

"不是我不小心"——"差错"的偶发性与随机性

某些夫妇双方身体健康，非遗传病的"致病基因"携带者，也没有生育畸形儿的家族史，但同样有可能生出有遗传病的孩子，比如

21-三体综合征。这是由于在精子或卵子的形成过程中,或在精子和卵子结合后的细胞分裂过程中,出现了染色体不分离的"差错",且这种"差错"具有偶发性和随机性。

健康建议

（1）避免近亲结婚。近亲结婚所生孩子患遗传病的风险显著增高,且血缘关系越近,遗传病的发生风险越高。

（2）适龄生育,避免高龄妊娠。

（3）戒烟戒酒,避免接触甲醛、农药、辐射等不良因素。

（4）计划怀孕者,应提前 3~6 个月做好孕前优生健康检查。

（5）有遗传病家族史或不良孕产史的夫妇,应当到医疗机构接受针对性的咨询和指导。

（6）合理增补叶酸,预防胎儿神经管缺陷。

（7）定期产检,及时建档。

（8）在孕早、中期到医疗机构接受唐氏综合征产前筛查。

（9）孕中期应当接受超声筛查,及时发现严重的胎儿结构畸形。

（10）推荐备孕夫妇进行扩展性携带者筛查,仅需要抽 2ml 血,就可以了解自己是不是一些常见隐性单基因遗传病的携带者。

7. "生男生女"是由女方来决定的吗

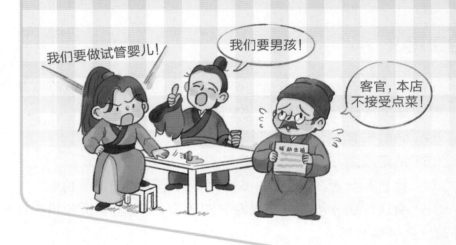

小亮家里是三代单传,为了给家里"留后",妻子小丽三年生了俩娃,都是闺女。最近听说有"三孩"政策了,亮亮的父母又开始张罗"抱孙子"的事了,甚至弄来各种"秘方"让儿媳尝试,还直言:"生不出儿子就是女方的问题。"望着一脸郁闷的小丽,小亮心疼地说:"听说做试管婴儿可以选择性别,要不我们去试试?"

"生男生女"是由女方来决定的吗? 试管婴儿真的就可以选择性别吗?

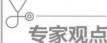

专家观点

在男女都平等的今天，有些长辈还在坚持着生男孩"传宗接代"的观念。但是生男孩或是生女孩，还真的不是由女方来决定的，主要在于男方提供的精子。试管婴儿更是不会指定性别的！

生男生女——精子说了算

众所周知，人类新生命的诞生离不开精子与卵子的完美结合。爸爸提供精子，妈妈提供卵子，精子和卵子都含有父母的遗传信息，它们结合的瞬间，性别就此决定。

每个正常人体有 23 对 (46 条) 染色体，其中 22 对为常染色体，1对是性染色体。我们的性别就是由这对性染色体来决定的。正常男性的染色体核型是"46，XY"，这对性染色体由一条 X 染色体和一条 Y 染色体组成；正常女性的染色体核型为"46，XX"，含有两条 X 染色体，没有 Y 染色体。若含有 X 染色体的精子与卵子结合，则形成"46，XX"的受精卵，发育为女胎；若含有 Y 染色体的精子与卵子结合，则形成"46，XY"的受精卵，发育为男胎。因此，生男生女"决定权"在于男方提供的是含有 X 染色体的精子，还是含有 Y 染色体的精子。

试管婴儿——你说了不算

试管婴儿是一种辅助生殖技术，是帮助那些由于自身原因而无法自然怀孕的夫妇来实现生育愿望的。就技术层面而言，第三代试管婴儿技术可以实现对胚胎的性别筛选。但辅助生殖技术不是你想生儿子就会帮你生儿子的，只有在某些与性别相关的遗传病等医学需要的特定情况下才可以实施。

健康建议

　　只要孩子健康，生男孩和生女孩是一样的，应该正确积极面对孩子的性别。认真做好备孕及孕期保健，以良好心态迎接健康新生命的到来。

8. 吃兔肉会生"兔唇"宝宝吗

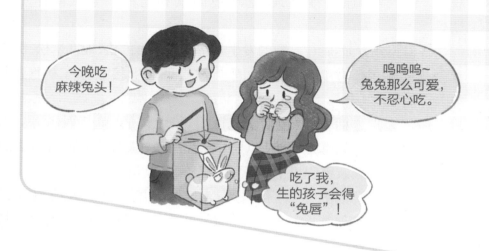

今晚吃麻辣兔头！

呜呜呜~兔兔那么可爱，不忍心吃。

吃了我，生的孩子会得"兔唇"！

　　小丽是个地道的川妹子，平时最喜欢吃麻辣兔头。最近，她怀孕了，妈妈和婆婆轮番来劝，说吃了兔肉会生出"兔唇"宝宝。小丽感到不可思议，但是也隐约有些担心：最近孕吐严重，除了麻辣兔头其他东西都吃不下，这可怎么办？

　　吃了兔肉，真的会生"兔唇"宝宝吗？

专家观点

　　"兔唇"是唇裂的俗称，因为类似于兔子的嘴唇而得名，是先天性颜面部畸形，与吃不吃兔子肉毫无关系。

环境和遗传因素是导致"兔唇"的主要原因

兔唇,也就是唇裂,属于出生缺陷的一种,是由于胚胎期的唇部发育受阻而导致的唇部皮肤裂开。50% 的唇裂伴有腭裂。引起唇(腭)裂的原因很复杂,是环境因素和遗传因素共同作用的结果。

环境因素方面:唇(腭)裂的发生与孕期服用可的松、地塞米松、链霉素、苯妥英钠等药物,以及吸烟、饮酒、叶酸代谢障碍、接触射线、病毒感染等因素有关。

遗传因素方面:主要包括多基因病、染色体病、单基因病等。唇(腭)裂的发生与父母是否为唇(腭)裂患者、家庭成员中唇(腭)裂患者的人数和血缘亲密程度等因素有关。家庭成员中唇(腭)裂患者越多、血缘关系越亲密,生育唇(腭)裂宝宝的风险越高。大约 30% 的唇(腭)裂合并其他结构畸形,可能与某些遗传综合征相关,需要做特定的遗传学检查。

"兔唇"的早发现、早诊断很重要

孕妇在孕 20~24 周做胎儿系统超声检查,能早期发现和诊断大多数唇(腭)裂的胎儿。对生育唇(腭)裂宝宝的高风险人群,在孕中期实施羊水穿刺产前诊断,以及在孕中晚期实施脐静脉穿刺产前诊断,能进一步排除遗传因素所致唇(腭)裂。如果孕期不幸发现胎儿患有唇(腭)裂,孕妇可以积极寻求口腔颌面外科、遗传科、新生儿科、心理科等医生的帮助。通过多学科管理,大部分单纯唇(腭)裂治疗后的预后良好,但有约 30% 的唇(腭)裂属于综合征型并伴有其他异常,可能预后不良。

健康建议

（1）如果夫妻中一人患唇（腭）裂，或曾经怀过、生育过唇（腭）裂孩子的夫妇，建议在孕前 3 个月开始，每天补充 0.8~1.0mg 叶酸，直至怀孕满 3 个月。

（2）如果夫妻中一人为综合征型的唇腭裂并且诊断明确，怀孕前应接受详细的遗传咨询，孕期接受产前诊断。

9. "试管婴儿"可以避免宫外孕吗

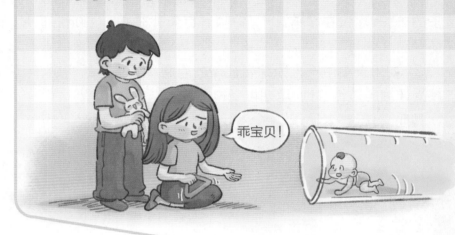

小丽和老公刚结婚时意外怀孕,因考虑事业发展,便选择了人工流产。两年后,玲玲再次怀孕,却发现是宫外孕,无奈还是切除了左侧输卵管。经过一年精心调理,小丽终于又怀孕了,但这次仍没能摆脱宫外孕。此后,小丽变得小心翼翼,一直避孕。最近,小两口来到生殖医学中心,强烈要求医生为他们做"试管婴儿"以避免宫外孕的发生。

做"试管婴儿"真的能完全避免宫外孕吗?

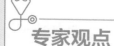

专家观点

答案可能让您大吃一惊,做"试管婴儿"不能完全避免宫外孕!

宫外孕——迷路的胚胎

迎接新生命,每一位妈妈都是全力以赴。身体各器官紧密协作、各司其职,确保孩子健康发育。胚胎在被妈妈孕育前,要经历精子卵子结合、受精卵发育、输送、着床等一系列过程。在自然受孕的情况下,男性精子与女性卵子在输卵管结合形成受精卵,并在输卵管内发育成桑葚样胚胎,再借助于输卵管的蠕动和输卵管管腔内表面纤毛的微摆动,一步一步走向母体准备好的"家"——子宫,并在子宫内扎根生长,着床发育。但有的胚胎可能会"迷路",没能顺利到达子宫,而是在子宫以外的地方扎根,形成了异位妊娠,即"宫外孕"。

宫外孕——不可承受之痛

宫外孕时,受精卵有可能停留在输卵管、卵巢、子宫角甚至是腹腔,其中 98% 发生在输卵管。宫外孕最常见的原因包括输卵管炎症、输卵管阻塞、输卵管畸形等,如果处理不及时会导致输卵管妊娠流产或破裂,甚至还可能出现大出血而危及孕妇生命。

"试管婴儿"不能避免宫外孕

与自然怀孕状态下的精子卵子在体内结合相比,"试管婴儿"技术则是用医学手段让卵细胞和精子在体外结合,并进行早期胚胎发育,最后移植到子宫内继续发育。"试管婴儿"移植后的胚胎不会乖乖地只待在宫腔一个地方保持不动,它们是游动的,会在宫腔内游走

2~4天才着床,因此也就有可能游动到输卵管。如果输卵管存在病变,胚胎嵌合在输卵管内无法再次游回子宫,就会造成宫外孕。虽然这种情况的发生率极低,但也是存在的。因此做"试管婴儿"并不能完全避免宫外孕的发生。

健康建议

　　如果想通过"试管婴儿"技术来圆生儿育女梦,注意做好以下事项,可有效降低宫外孕发生的风险:

　　(1)先治疗基础疾病,如输卵管疾病、盆腔炎症等,减少炎性物质对移植胚胎的影响。

　　(2)胚胎移植后,要注意休息,合理饮食,保持心情舒畅。

　　(3)遵循医嘱,定期检查,定时做 B 超以及人绒毛膜促性腺激素(human chorionic gonadotropin,hCG)水平检测,寻求专业医生进行全面评估。

　　(4)若出现异常症状,如腹痛、出血,一定要及时就诊,配合医生做相应处理。

"三年抱俩"，剖宫产也可以这样吗

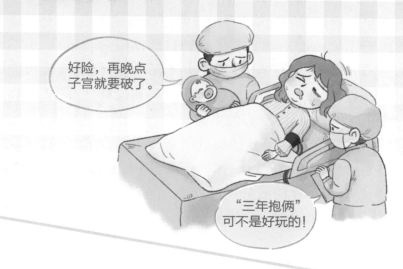

我们在网上会常看到一种消息："三年剖俩"不会影响太多工作，两个孩子也可以一起带。对此，也有评论留言：请问想过肚子的感受吗？肚子会不会爆炸？老婆的肚子是气球吗？

专家观点

从医学角度来说，"三年抱俩"是存在较大风险的，尤其对剖宫产手术后的妈妈们。

子宫瘢痕让妊娠变得更危险

近年来，高危妊娠增多，剖宫产术增多，导致子宫瘢痕妊娠从"罕见病"变成了"常见病"。剖宫产手术后，除了在腹部留下一条我们肉眼所见的瘢痕外，其实子宫切口处也会形成瘢痕，只是这条瘢痕我们肉眼看不见也摸不到。若子宫切口的瘢痕愈合不良，短期内再次妊娠，恰巧胚胎又着床在瘢痕处，并不断生长，便有极大可能穿透子宫肌层，引起大出血，危及孕妇生命。遇到这种情况，必须在孕早期及时终止妊娠，以保障孕妇的生命安全。

如果某位女性反复经历过剖宫产手术，她的子宫切口瘢痕组织就容易出现增生、纤维化、弹性下降，随着胎儿生长，子宫增大，子宫肌层变薄，在孕晚期或分娩过程中，子宫瘢痕破裂的风险也会相应增加，直接威胁妈妈和宝宝的生命安全。

哺乳期再孕不利于母婴健康

如果妈妈在哺乳期再怀孕，由于体内激素水平发生改变，可能导致奶水减少；而哺乳会刺激宫缩，导致孕期发生阴道出血、流产风险增大。同时，妈妈在孕育小宝的同时还要兼顾大宝，心理和生理上可能会承受过大的压力，发生围产期抑郁的风险增大。此外，两次怀孕间隔时间短可能导致早产，两次怀孕之间的时间越短，早产风险就越高，早产孩子容易出现一系列健康问题。

健康建议

（1）剖宫产后最佳的生育间隔时间是 2~3 年。间隔时间太短容易出现瘢痕愈合不佳；间隔时间太长如超过 5 年，瘢痕组织挛缩、弹性差,也会对妊娠造成不利影响。

（2）有过剖宫产史的妇女,应在孕前到医院接受评估,在医生的指导下做好再孕准备。

（3）万一不小心,间隔不到 1 年又怀孕了,不要轻易终止妊娠,应及时去医院进行检查,根据医生的建议再做定夺。能继续妊娠的,孕期一定要遵医嘱定期产检,医院对高危妊娠会有个体化管理。

11. 不孕都是女性的错吗

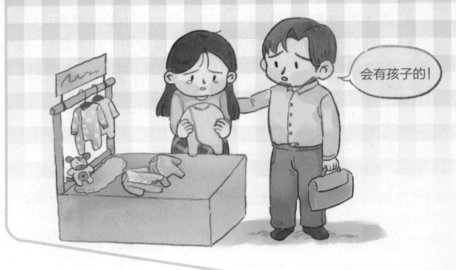

小丽结婚好几年都没有怀孕,有时会听到别人在背后妄加猜测说这都是小丽的问题,每每听到这样的话,小丽异常难过。

生不出孩子真的就是女人的错吗?

专家观点

生育是夫妻双方共同的事情,怀不上孩子双方都可能有责任。不孕症并不只出现在女性身上,男性也会"不育"。

不孕不育——女性不孕，男性不育

夫妻结婚后同居、有规律的性生活，且在未采取任何避孕措施的情况下，超过 1 年未能怀孕，就是不孕症。如果是因为男方因素导致的不怀孕，男方就是不育症。

不孕不育——双方都有责任

导致不孕不育的原因复杂。流行病学调查结果显示：女方因素占 43.16%，男方因素占 26.40%，男女双方共同因素占 24.51%，不明原因的不孕占 5.93%。所以，"生不出孩子"不能只让女性背锅。其中，女性不孕的病因主要包括排卵异常、输卵管疾病、子宫内膜异位症、子宫因素和宫颈因素等；男方不育的病因主要包括遗传性疾病、内分泌功能障碍、生殖器官感染、性功能障碍、精子功能或运动障碍等；不明原因不孕可能为免疫性因素、受精障碍、植入失败、遗传缺陷等因素所致。

解决不孕不育——不只"试管婴儿"一条途径！

很多夫妻谈"不孕不育"色变，内心惶恐。一些迫切希望要孩子的夫妻，会把全部希望寄托在"试管婴儿"辅助生殖技术上，并将其当成怀孕的"救命稻草"。其实，不用太焦虑，80%~90% 的不孕不育症患者可以通过治疗调理自然受孕，只有 10%~20% 的不孕不育症患者才需要借助"试管婴儿"技术受孕。

健康建议

对于不孕不育，夫妻必须正确面对、共同检查、密切配合，保持积极健康的心理状态，切忌相互指责。只有夫妻双方共同进行相关的医学检查，明确了病因，才能得到迅速有效的治疗，不走弯路，收获"好孕"！

12. 多吃碱性食物就能生男孩吗

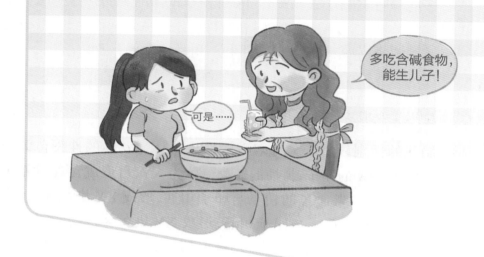

小丽最近在备孕二孩,因为第一个孩子是女儿,她这次希望生个儿子,凑成一个"好"字。小丽听说同事刚生了儿子,休完产假回来上班,便前去讨教生男孩的"秘诀"。同事低声道:"多吃碱性食物就能生男孩,所以我一直喝苏打水、吃碱面,要不你也试试?"

小丽半信半疑,多吃碱性食物真的就能生男孩吗?

专家观点

多吃碱性食物能生男孩,是没有科学依据的。胎儿性别由父母的性染色体决定,和所进食的食物酸碱度没有关系。而且长期、过度食用碱性食物,可能对人体健康不利。科学备孕更重要!

生男生女取决于性染色体

胎儿的性别取决于父母双方的性染色体。女性的性染色体为XX,可形成含 X 的卵子;男性的性染色体为 XY,可形成含 X 的精子或含 Y 的精子。当含 X 的精子与卵子相遇,形成 XX 染色体,就会生出女孩;含 Y 的精子与卵子相遇,形成 XY 染色体,就会是男孩。实际上,无论生男孩,还是生女孩,概率都是 50%。这主要取决于男性的精子是含有 X 染色体还是 Y 染色体,而不受怀孕时间、怀孕次数、孕囊形状、药物及食物等影响。

过度食用碱性食物不利健康

苏打水和碱面属于偏碱性的食物,食用一两次或有间隔的食用对身体可能有益,但长期、大量食用碱性食物,可能会造成体内酸碱失衡,引发代谢性碱中毒,严重者导致呕吐、糖尿病、白血病等。碱中毒表现为血液的 pH>7.45,轻者可能无明显症状,重者可出现呼吸异常、神志不清、头晕昏迷等症状。若 pH>7.8,会因严重的碱中毒而危及生命。因此,建议适当食用碱性食物,使机体保持酸碱平衡状态,且营养均衡才有益健康与备孕。

健康建议

备孕夫妇想要实现优生优育,需做到以下几点:

(1)夫妻双方应做好孕前检查,及时调整身体不适及疾病状态。

(2)调节体重至合适的水平,使体重指数保持在 18.5~23.9kg/m² 范围。

(3)多吃含铁丰富的食物,如动物血、肝脏、红肉等,同时摄入含维生素 C 多的蔬菜和水果,可提高铁的吸收与利用率。

(4)孕前 3 个月补充叶酸,可降低胎儿神经管缺陷的风险。

(5)需禁烟酒,保持健康生活方式,可提高生育质量。

(6)备孕女性可以在准备怀孕前做中医体质评估,将体质调整到和平状态再怀孕。

13 优生备孕，男性必须"封山育林"吗

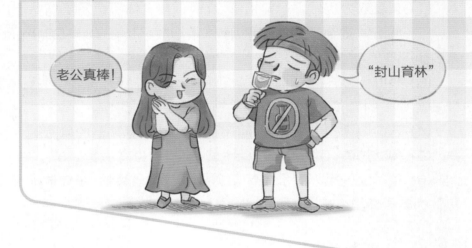

新年后，很多朋友为生一个"兔宝宝、龙宝宝"而积极备孕。妻子积极检查，精心调养；丈夫戒烟酒，坚持锻炼。还有一些男性朋友，为了生育健康的宝宝，更是刻意地控制性生活频率3个月，美其名曰："封山育林"。

备孕期间禁欲，真的有利于优生吗？

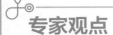

专家观点

孕育健康孩子与夫妻身体状况、生活方式、心理状态等息息相关，因此，男性在备孕期进行一定程度的"封山育林"是有积极意义的，如加强体育锻炼、改善生活方式、去除不良习惯，但没必要完全禁欲，保持一定频率的性生活更利于优生。

精子生成周期需要 3 个月

男性成年后，每天可产生数千万到数亿个精子。由于精子的生长过程较为复杂，从生成到成熟，周期长达 90 天左右，所以现在射出来的精子已经是 90 天以前的"旧货"了。虽然睾丸在源源不断、每时每刻生产精子，但是精子很脆弱，容易受到环境、药物等因素的影响。为优生优育，备孕的男性至少需要提前 3 个月开始准备，远离有毒环境、调节生活作息、养成健康生活方式，做好优质精子的养成计划。

"封山育林"≠禁欲

很多备孕夫妻以为"封山育林"就是在备孕期克制性生活频率，忍一忍精子质量就会更好，还有一些夫妻甚至个把月都不同房。这些做法不仅不能提高精子质量，反而会给男性健康带来危害。研究发现，男性禁欲超过 7 天，会降低精子质量，导致精子老化、凋亡和精子活力减弱、异常精子增多等，因此不建议男性长时间禁欲。此外，长时间禁欲，可能会引发男性心理问题，严重的甚至导致心理性功能障碍。其实，备孕期夫妻不用刻意地控制性生活频率，保持和平时一样就好。一周 2~3 次有规律的性生活，保持良好的精神状态和身体状态，才能真正提高受孕的概率。

健康建议

　　备孕生娃,需要夫妻二人通力合作,对于备孕男性而言,最重要的就是精子质量,接下来,告诉大家一些"养精蓄锐"的小窍门吧!

　　(1)养成良好生活习惯,保证睡眠,保持运动,避免熬夜。

　　(2)均衡饮食,补充多种维生素,戒除烟酒等不良嗜好。

　　(3)提前治疗基础疾病,如泌尿生殖系统感染、精索静脉曲张等。

　　(4)避免高温、禁止久坐,远离电脑辐射、有毒环境。

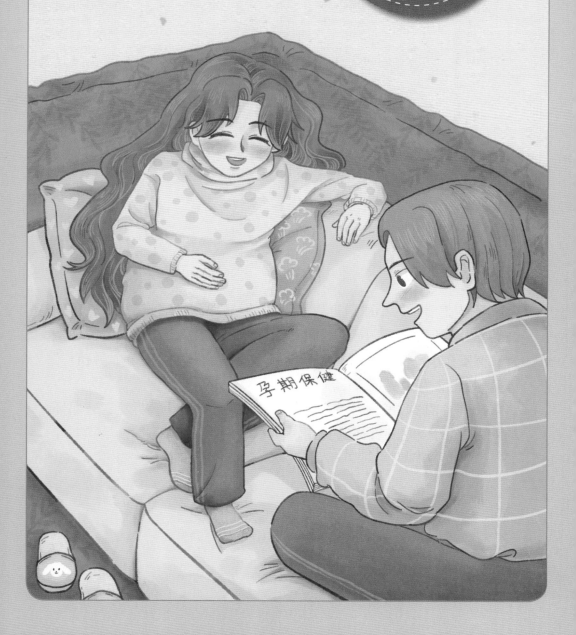

孕产篇

1. "酸儿辣女"是真的吗

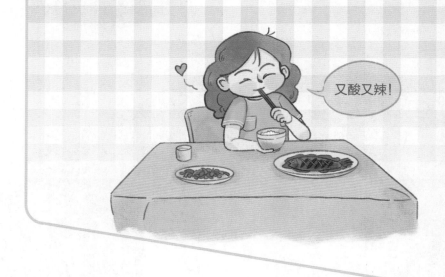

又酸又辣!

　　怀孕 5 个月的小丽最近胃口不佳,但是遇到带酸味的食物,比如酸菜鱼、酸汤面、酸萝卜等就胃口大开,水果也尤其爱吃酸的,特别是青梅、李子等。长辈觉得是:"酸儿辣女,小丽怀的肯定是个男孩!"于是,特地买好了男宝宝的衣服。

　　民间一直有"酸儿辣女"的说法,所以大家觉得孕期爱吃酸那怀的就是儿子,爱吃辣就怀的女儿。

　　真的是这样吗?

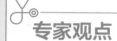

专家观点

民间流传的关于"酸儿辣女"的说法是没有科学依据的，只是部分人的"经验"推断而已。怀孕早期，孕妇口味发生变化是正常现象，和生儿生女没多大关系。

孕期口味变化与激素水平改变相关

孕妇在停经第 6 周开始出现乏力头晕、食欲下降、厌油、嗜酸或嗜辣、恶心呕吐等症状，属于正常的妊娠生理反应，这些症状大多会在停经 12 周之后自行消失。目前认为上述反应和孕妇的激素水平、心理等因素有关，特别是与人绒毛膜促性腺激素（hCG）水平的变化关系密切。妇女怀孕后，胎盘分泌 hCG，这种激素水平较快上升能让胃排空时间增加以及胃酸分泌减少，从而降低消化酶的活性，影响食欲与消化功能，使孕妇产生恶心、呕吐、食欲下降等妊娠反应。

孕期喜酸、辣口味与胎儿性别无关

酸味的食物和水果可以刺激胃分泌胃液，还可以提高消化酶的活性，促进胃肠蠕动，从而有利于食物的消化和吸收，也有利于食欲的改善，所以多数孕妇都爱吃酸食。而爱吃辣食，则是由于辣对味觉有强烈的刺激作用，也会增进食欲。不过，也有些孕妇偏爱吃辣，纯粹是出于个人对饮食的偏好。孕妇口味还与地域、家庭的饮食习惯有关，与胎儿性别并无关系。

健康建议

（1）孕早期胎儿生长缓慢，并不需要太多的营养，孕妇膳食基本同怀孕前即可，但要特别注意膳食中的营养均衡，避免偏食、挑食。有孕吐者，可少量多餐，睡前也可适量加餐。

（2）孕妇可以适当吃点酸食或辣食调节口味，但是不可多食，以免损害身体，甚至危害胎儿健康。

2. 不做唐筛，直接做无创DNA检测更好吗

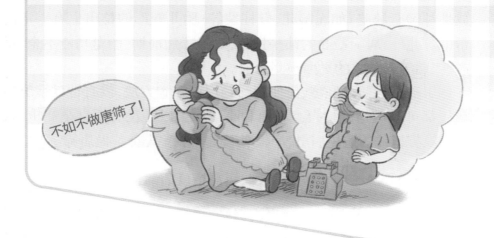

不如不做唐筛了！

　　小丽和小美（化名，下同）是一对好闺蜜，小丽怀孕18周，做了中期唐氏筛查，结果是临界风险，医生建议她进一步做无创DNA检测，并且告诉她："无创DNA检测比唐氏筛查更准确。"小美怀孕16周，正准备去做中期唐氏筛查，听说后便打算不做唐氏筛查，直接去做无创DNA检测，她认为这样会更好。

　　真的是这样吗？

专家观点

　　孕期不做唐氏筛查，直接选择无创DNA检测，存在一定风险！

唐筛是目前最经济、简便的筛查方法

"唐筛"是唐氏综合征产前筛选检查的简称,是通过检测孕妇血液里的某些生化指标,再结合孕妇的怀孕周数、年龄、体重等综合计算得出风险值,主要用于唐氏综合征的筛查,对于 18-三体综合征、开放性神经管缺陷(如无脑儿、脊柱裂等)胎儿畸形的检出也有一定的帮助。此外,唐筛检测的某些指标,对于子痫前期、胎盘功能不全、早产、死胎等有一定的早期预测价值。

唐筛是目前最经济、简便的一种产前筛查方法,没有特殊情况的孕妇都可以做这个检查。小丽和小美如果以往没有不良孕产史,家族里没有特殊的遗传病史,产检时医生一般首先推荐做唐筛。

无创 DNA 检测是更高级别、更高精度的筛查

无创 DNA 检测是一项更高级别、更高精度的筛查,是检测孕妇血液里的胎儿游离 DNA,对于唐氏综合征、18-三体综合征和 13-三体综合征的筛查较为精准。但无创 DNA 检测不包含唐筛中对于神经管缺陷的筛查,如果不做唐筛,直接做无创 DNA 检测有可能导致漏筛。

无创 DNA 检测适用人群:唐氏筛查临界风险的孕妇;有介入性产前诊断禁忌证者(如先兆流产、发热、出血倾向、慢性病原体感染活动期、孕妇 RH 阴性血型等);孕 20^{+6} 周以上,错过传统唐氏筛查最佳时间,但希望评估 21/18/13-三体综合征者。

无创 DNA 检测的升级版——NIPT-plus

NIPT-plus 是在无创 DNA 的基础上,增加了一些常见的染色体微缺失微重复综合征的筛查。虽然这些疾病的发病率相对较低,但是严重影响孩子智力和生活质量。在检测费用方面,NIPT-plus 检测

费用比无创 DNA 检测更高。

　　NIPT-plus 的适用人群、慎用人群和禁用人群与无创 DNA 检测一致。如果孕妇经济条件允许，且自愿进行 NIPT-plus 筛查，可以在知情同意的情况下进行。

健康建议

　　（1）如果唐筛结果显示为高风险，提示胎儿患唐氏综合征的风险增加，需要进一步做羊水穿刺进行产前诊断，但由于筛查容易受到其他因素的影响，最终约有 5% 的胎儿确诊为唐氏综合征。所以，孕妇如果唐筛高风险，也无须过度焦虑，按照医生的建议，做好进一步的诊断就可以了。

　　（2）如果唐筛结果显示为低风险，表示胎儿患唐氏综合征的风险较低，但并不能完全排除唐氏综合征，还需要结合其他检查，综合判断胎儿的风险情况。

　　（3）如果唐筛结果显示为临界风险，是介于高风险和低风险的一种状态，表示胎儿患唐氏综合征存在一定的风险，但风险水平低于高风险，建议进行无创 DNA 检测。

　　（4）近年来，新的技术不断出现，唐筛、无创 DNA 检测、NIPT-plus，让孕妈妈们眼花缭乱，建议听取专业医生的建议，结合各自的情况，选择适合自己的筛查项目，不要盲目和别人比较。

　　（5）目前部分省市已将孕产妇唐筛、无创 DNA 检测纳入政府民生项目，孕妇可以享受免费的筛查服务，请注意关注当地政策，详情咨询当地相关服务机构。

3. "一个人吃两个人补",孕期多吃更健康吗

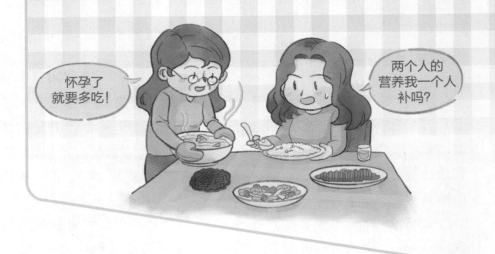

怀孕了就要多吃!

两个人的营养我一个人补吗?

最近,小丽遭遇了"幸福的烦恼"。自从怀孕后,婆婆每天变着花样给她准备各种美食,所以小丽的体重一路飙升,这才 3 个月,就已经长了快 10 斤了。婆婆说:"'一个人吃两个人补',吃多点,宝宝才健康。"

孕期多吃,真的更健康吗?

专家观点

孕期合理营养、科学管理体重更健康!

孕期体重增加过多有危害

孕期体重增加过多对孕妇和孩子都有危害：一方面增加了孕妇患妊娠糖尿病、妊娠期高血压疾病的概率，还可能导致巨大儿，造成难产。巨大儿出生后容易出现低血糖等，成年后还容易患肥胖、糖尿病和心血管疾病；另一方面，体重增加过多的孕妇在产后身材更难以恢复，超重甚至肥胖更增加了以后患高血压病、2型糖尿病、高脂血症等慢性疾病的风险。

孕期营养不足也不行

爱美的孕妇们也许要说了，那我就尽量少吃，保持"苗条"身材，不但能做"辣妈"还有利于孩子。其实，营养不足也有危害。胎儿通过胎盘从母体汲取营养、排出代谢终产物，而母体良好的营养是胎盘正常发育的保证。如果孕期营养不良，特别是伴有能量、蛋白质等营养物质缺乏时，胎盘的代谢就会受到影响，可能导致流产、早产、胎儿生长受限、先天性畸形、脑发育受损或低体重儿出生。此外，孩子成年后患高血压病、肥胖症等疾病的风险也会增加。因此，妊娠期的合理膳食、均衡营养非常重要。

孕期妇女体重增长要合理

体重增长是反映孕期营养状况最直观的指标之一。为保证胎儿的正常生长发育，应使孕期体重增长保持在适宜范围。2021年9月，中国营养学会发布了《中国妇女妊娠期体重监测与评价》，适用于我国妇女单胎自然妊娠体重增长的评价。对照下表，看看你的孕期体重增长是否适宜。

妊娠期妇女体重增长范围和妊娠中晚期每周体重增长推荐值

妊娠前女性 体重指数分类	总增长值 范围/kg	妊娠早期 增长值 范围/kg	妊娠中晚期增长 值均值及范围/ （kg·周$^{-1}$）
低体重 （BMI<18.5kg/m²）	11.0~16.0	0~2.0	0.46（0.37~0.56）
正常体重 （18.5kg/m²≤BMI<24.0kg/m²）	8.0~14.0	0~2.0	0.37（0.26~0.48）
超重 （24.0kg/m²≤BMI<28.0kg/m²）	7.0~11.0	0~2.0	0.30（0.22~0.37）
肥胖 （BMI≥28.0kg/m²）	5.0~9.0	0~2.0	0.22（0.15~0.30）

注：BMI=体重（kg）/身高（m）²

健康建议

（1）如果是超重、肥胖或消瘦的女性，建议在孕前就开始调整自己的营养状况，做好体重管理。

（2）平衡膳食，食物多样

1）按照孕妇能量和营养素的膳食供给标准来选择食物的种类和数量，组成孕妇的平衡膳食。

2）注意食物的多样化，根据季节不同选择食材。

3）在照顾到孕妇个人的饮食习惯，不违反平衡营养原则的前提下，选用喜爱的食物和口味，提高进食兴趣，保证充足的营养供应。

（3）合理运动

1）在进行运动前先到医院进行充分评估。

2）没有运动禁忌证的孕妇，可选择中等强度运动进行锻炼，如瑜伽、孕妇操、步行、固定式自行车等，每周锻炼 5 天，每天 1 次，每次持续 30 分钟。运动过程中，注意避免摔倒以及受伤。

3）每周还可以进行 3~5 天的适当盆底肌肉训练，如凯格尔运动，以减少尿失禁的风险。

4. 孕吐不是病，忍一忍就能过去吗

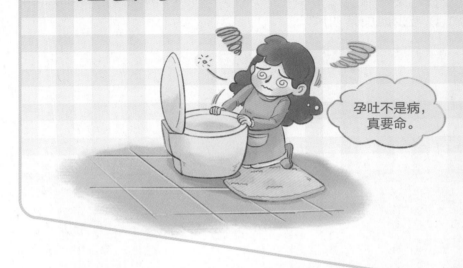

孕吐不是病，真要命。

　　小丽最近可苦恼了，刚怀孕 6 周就开始孕吐，最初只有晨起干呕，可最近已经发展到了早上吐、中午吐、晚上吐，每天不是在吐，就是去吐的路上……频繁的孕吐导致小丽无法正常进食，连喝口水都会感到无比难受。就这样持续了 2 周，她体重下降了五六斤。婆婆说："怀孕时恶心呕吐是正常的，熬一熬、忍一忍也就过去了。"

　　孕吐真的不用去医院，忍一忍就会好了吗?

专家观点

千万不要以为"孕吐不是病"，忍一下就行了。有些严重的孕吐，也就是妊娠期剧吐，后果可能很严重！

妊娠剧吐的原因

孕期恶心呕吐是早孕反应中的一种常见症状，主要发生在妊娠前 3 个月。妊娠剧吐是孕期恶心呕吐最严重的阶段，表现为严重、持续的恶心、呕吐。妊娠剧吐的原因目前认为是多因素所致，如遗传、内分泌及精神因素等都有可能。

妊娠剧吐危害大

一些孕妇总以为"孕吐不是病"，再加上担心孕早期用药不安全，往往就不敢去医院了。其实，妊娠剧吐如果不及时治疗，将直接威胁孕妇及胎儿的健康。妊娠剧吐会导致孕妇生活质量差、体重下降、营养不良、脱水、电解质紊乱、肝功能异常及急性肾功能损伤，严重的可能因为维生素 B_1 缺乏导致韦尼克脑病，甚至危及生命。因此，如果在孕早期出现恶心、呕吐，尤其是妊娠剧吐时，千万不能"熬一熬"，应该尽早就医。

健康建议

（1）注意休息，调整饮食：孕吐症状较轻时，请家人做一些自己喜欢吃的、容易消化的食物。注意少量多餐，避免胃饱胀；孕吐期间，可以尽量吃一些流质食物,避免出现酮症,但不要强制进食;生姜对改善妊娠期恶心症状有一定作用,可适当尝试。

(2)尝试转移注意力:将注意力集中在一件感兴趣的事情上,以缓解或忘记早孕带来的恶心呕吐。

(3)及时就医:如果实在不能进食,并且出现了频繁的恶心呕吐,体重下降等,一定要及时去医院就诊。

5. 孕期多吃水果会对孩子皮肤好吗

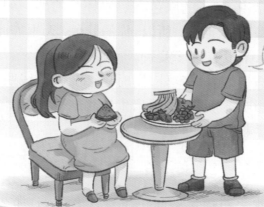

为了宝宝皮肤好，孕期你多吃点水果吧！

小丽人长得漂亮但肤色天生比别人黑一点，在怀孕后，听人说孕期多吃水果对孩子皮肤好，小丽的老公从此成为了"水果搬运工"——饭后来个橙子，加餐吃串葡萄，看电视时端上盘西瓜……孕期多吃水果，孩子皮肤真的就会白白嫩嫩吗？

专家观点

孩子肤色深浅很大程度上由遗传决定，与孕期吃多少水果关系不大。

孩子肤色原来"天生如此"

人类肤色的深浅是由黑色素的多少决定的,而黑色素的含量,在很大程度上是由遗传因素决定的。人类肤色遗传由 2 对以上的基因共同控制。也就是说,孩子的肤色在妈妈怀孕的那一刻,已由来自爸爸和妈妈肤色的基因决定了。所以,你的肤色"天生如此",跟你妈妈在怀孕时吃多少水果没有直接关系。

肤色除了由遗传因素决定外,同时还会受紫外线照射、黑色素代谢等诸多因素的影响。因此,孩子出生后想肤色白皙,做好防晒和皮肤的日常护理也是非常重要的。

孕期吃水果并非越多越好

既然孕期吃水果对孩子的肤色没有什么影响,那么孕妇是不是就不要吃水果了呢?当然不是!水果含有丰富的维生素、矿物质和膳食纤维,对孕妇自身的健康和胎儿的发育都是非常有益的。但也不是吃得越多越好。因为水果含有很多糖分,如果孕妇摄入过多的糖分,则无法被身体完全吸收,可能造成妊娠期体重增加过多、血糖和血压升高,导致发生妊娠糖尿病、妊娠高血压、巨大儿等风险增加,因此孕期吃水果注意要适量。

健康建议

(1)孕早期每天水果摄入量为 200~350g,孕中晚期为 200~400g。对于孕前超重或肥胖、有妊娠糖尿病等孕妇而言,不同情况的水果摄入量会有不同,建议在专业营养师的指导下进行调整。

(2)尽量吃整个水果,而不是将水果榨成果汁。

（3）注意水果选择的多样化。尽量多选择含糖量较低的水果，如橘子、橙子、柚子、草莓、樱桃、番茄等，不要全部选择含糖量较高的水果，如榴莲、牛油果、菠萝蜜、芒果等。

（4）水果可在上午、下午加餐时吃，最好不要在饭后马上吃。

6. 孕期多吃蛋白粉会增加宝宝免疫力吗

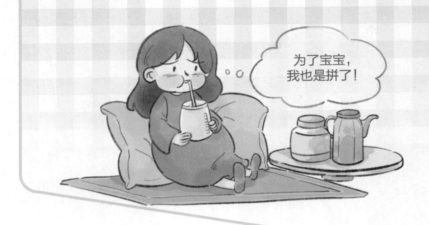

为了宝宝，我也是拼了！

最近，"女子长期吃蛋白粉查出慢性肾病"的话题冲上热搜。一女子每天用温水冲调一杯蛋白粉，本以为是在"养生"，没想到长期的高蛋白饮食，给肾脏增加了负担，最终患上了慢性肾病。

随着生活水平越来越高，大家对孕期营养也更加重视，很多孕妈妈刚怀孕就想着各种"补营养"，而"多吃蛋白粉增加宝宝免疫力"就是其中一个。

孕妈妈到底要不要多吃蛋白粉呢？

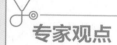

专家观点

想通过孕期补充蛋白粉的方式来增加宝宝免疫力？基本不可能！

蛋白粉适用于某些疾病群体

离开了剂量谈营养都是伪科学，而且只有适合自己的剂量，才是最好的剂量。蛋白粉，一般是采用大豆分离蛋白、或乳清蛋白、或几种蛋白的组合体构成的粉剂可以为缺乏蛋白质或者蛋白质需要量增多的人补充蛋白质，适用于某些疾病群体、处于特定生理及年龄阶段人群：如创伤、烧伤、肿瘤放化疗患者、吃不下太多食物或胃肠道功能较弱的老年人、胃病患者以及经常运动健身人群等。

日常饮食能满足孕期对蛋白质的需求

孕妇在孕中晚期需要的蛋白质虽然增多，但是完全可以通过日常饮食来获得，没有必要常规吃蛋白粉。对于妊娠反应较大、食物摄入严重不足时，或者实在不喜欢吃各类鱼、禽、畜肉类的孕妇来说，蛋白粉可以作为部分蛋白质的补充。但还是建议孕妇能够先从日常饮食的改善做起，毕竟平衡膳食关注的不仅仅是蛋白质这一种营养素，而是包括碳水化合物、脂肪、维生素、矿物质等在内的各类必需营养素。

母乳喂养、疫苗接种等对提高孩子免疫力更有效

免疫力是指人体抵抗疾病、抵御外来有害细菌、病毒入侵的能力，分先天性和后天性两类。先天性免疫力就是我们常说的"天生的"

免疫力,在我们出生前就已经由身体的基因决定了。先天性免疫缺陷通常是因为遗传性疾病所导致。事实上,真正先天性免疫功能缺陷的孩子属于极少数,而且先天性免疫功能缺陷的孩子是需要特殊治疗的。

后天性免疫力是我们出生后才获得的免疫力。这种免疫力可以通过母乳喂养、感染病原体后产生,还可以通过接种疫苗、使用某些提升免疫力的药物,以及体育锻炼等健康生活方式获得。

健康建议

（1）均衡饮食是保证蛋白质充足的关键,正常进食的孕妇不需额外补充蛋白粉。

（2）孕期蛋白质的每日摄入量为:孕早期 55g,孕中期 70g,孕晚期 85g,其中 1/3 以上为蛋、奶、肉类、豆制品等提供的优质蛋白质。

以孕晚期一日食谱为例,按照以下食谱搭配就能得到 111g 蛋白质,其中蛋、奶、肉类、豆制品提供的优质蛋白质为 71.1g,占到 60% 以上了。因此,孕妇能在日常饮食做到食物种类多样化、注意保证蛋、奶、肉、豆制品等食物的摄入,即可满足一天的蛋白质需要量。

孕晚期一日食谱示例

餐次	食物	食物重量/g	蛋白质含量/g
早餐	馒头 1 个	150	11.7
	鸡蛋 1 个	60	8.7
	牛奶 1 盒	250	7.5
上午加餐	橘子 1 个	200	2.0

续表

餐次	食物	食物重量/g	蛋白质含量/g
中餐	米饭 1 碗	75	5.6
	瘦肉	100	20.3
	豆腐	50	4.1
	油麦菜	200	3.4
	植物油	15	0
下午加餐	苹果 1 个	200	0.4
	核桃 2 个	15	5.2
晚餐	米饭 1 碗	75	5.6
	鲫鱼	100	28
	大白菜	200	3.1
	植物油	15	0
晚上加餐	酸奶 1 盒	100	2.5
	全麦面包 1 片	35	2.9
合计	—	—	111

注：以上食谱以一名孕前正常体重、轻体力活动、孕晚期女性为例，总供能 2 220kcal。

（3）对于从饮食上摄入蛋白质不足、需要补充蛋白粉的孕妇，挑选蛋白粉时应优先选择动物蛋白；其次，应选蛋白质含量在 80% 以上的优质蛋白质粉，同时还要看是否含有人体必需的 8 种氨基酸。

（4）补充蛋白粉需要在专业营养医师的指导下进行，避免因补充不够导致营养不良或者因补充过多造成肝脏、肾脏功能受损等问题。

7. 孕期做"春梦"，会对胎儿不利吗

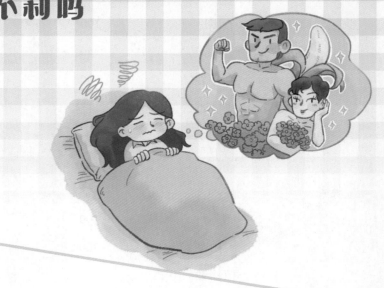

最近有个烦恼让孕妈妈小丽难以启齿，那就是总是做"春梦"。好几次都从睡梦中惊醒，小丽很担心，可是既不敢和家人讲，也不敢和朋友说，只好半夜躲在被子里用手机查。网上有说"孕期频繁'春梦'可能导致流产或者早产，还可能出现胎膜早破……"一时间小丽也慌了神。

专家观点

孕期做"春梦"是很多孕妇会出现的一种正常生理现象，一般来说不会影响胎儿的健康；但频繁的话，孕妇梦中情绪高涨，会释放前

列腺素（一种宫缩剂），可能使子宫频繁收缩，导致阴道分泌物增多、阴道流血，极少数可能引起流产或早产。

孕期"春梦"原来是激素惹的"祸"

女性怀孕后，妊娠黄体和胎盘会分泌大量雌激素和孕激素，以维持妊娠的进行。这些激素被累积下来，会导致生殖器官更敏感、性欲增加，一旦受到刺激，压抑的欲望就会在睡梦中被释放，因此极易做"春梦"。此外，为了胎儿的健康，很多孕妇平时会克制，甚至拒绝性生活，但孕期还是有正常生理需求的，尤其在高水平性激素刺激下，生理需求得不到满足时，会影响精神思维，于是被克制的生理需求便在夜里做梦时呈现出来。

另外，早孕期子宫增大，还未超过盆腔时，会压迫膀胱。如果膀胱内尿液充盈，同时子宫增大，就有可能压迫阴道壁，也会出现阴道痉挛，达到类似"春梦"的效果。

怀孕后闲暇时间多了，一些孕妇喜欢追偶像爱情剧或小说消磨时间，剧中男女主人公的恋爱情节会留在孕妇的潜意识中，加上怀孕期间情绪会变得敏感，容易受到影视剧和书本中情感因素的刺激。常言道"日有所思，夜有所梦"，白天看过的情节，在晚上就很容易以做梦的方式来体现。

孕期做"春梦"不用慌

孕期做"春梦"是孕期很常见的一种正常生理现象，一般来说不会影响胎儿的健康，无须过度惊慌。孕期保持良好的生活习惯有利于健康，如多与人交流；多参加户外活动；学会转移注意力：孕期闲暇时间多看育儿资料、多听音乐、多行胎教，减少观看情感剧尤其是爱情剧，以减少情感刺激，转移敏感区的注意力；保持情绪稳定，日常生活中心情愉悦、作息规律,避免大喜大悲,远离焦虑、紧张情绪等。此外,丈夫要尽量避免对孕期的妻子做出"挑逗"行为,平时可用正确方式多安慰孕妇,如聊天、拥抱、亲吻等方式。

如果孕期频繁做"春梦",以及"春梦"后出现阴道流血、腹痛、腹部持续发紧等情况,别羞于启齿,应及时就诊,向医生求助。

健康建议

其实,孕妈妈在适当的孕周是可以做适当"亲密活动"的。孕中期后,大多没了孕早期的不适,胎盘比较稳固,胎儿也有了胎膜和羊水的保护,此时可适当进行一些安全的性生活,既排解孕期的生理需求,又能增进夫妻感情,减少做"春梦"。

8. 产检越多越好吗

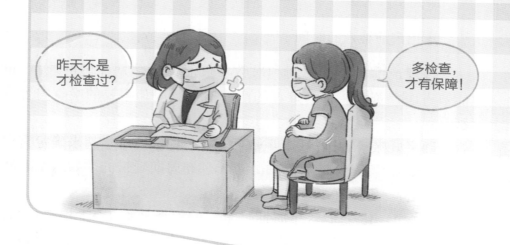

昨天不是才检查过？

多检查，才有保障！

　　小丽因为输卵管堵塞多年不孕，尝试通过"试管婴儿"技术受孕，但是一连失败了三次，终于在第四次成功了。从此，全家人都是高度紧张，生怕再有什么闪失，一有任何风吹草动就往医院跑，即使医生说目前检查都正常，也还是恨不得整个孕期都住在医院里。

　　频繁产检真的能规避孕期的所有风险吗？

专家观点

　　产前检查有规定的时间和项目，孕妇只要遵照医生的建议做好就行了。如果不在医生建议的项目和时间范围之内，而孕妇又无身体不适,则没必要天天跑医院。频繁跑医院不仅会增加孕妇的焦虑情绪,也会增加感染病菌的机会。做产前检查,也要把握好"度"。

牢记产前检查的时间

合理产前检查的时间和次数不仅能保证孕期保健的质量,也能节省医疗资源。目前推荐的产前检查孕周和主要的检查内容分别是:

确定妊娠:从发现妊娠开始第一次产检。通过彩超来确定宫内妊娠一般需要停经40天左右。对于月经周期延长的孕妇这个时间则需要更长一点。

妊娠 11~13^{+6} 周:这个时期最重要的检查是胎儿 NT 检查(颈后透明带检查)和早期唐氏筛查。同时需要完成血常规、传染病检查、优生四项检查(TORCH)、肝肾功能、凝血功能、甲状腺功能、血型鉴定、尿常规、地中海贫血筛查、心电图等检查,取得这些结果后需要前往社区建卡。

妊娠 14~19^{+6} 周:此阶段需要完成中期唐氏筛查,有高危因素的孕妇,在医生的建议下还需要完成无创 DNA 测定,这是一种针对胎儿染色体异常准确度更高的筛查方法。

妊娠 20~24 周:这个时间段是通过超声筛查胎儿畸形最适合的时间,很多胎儿的外观畸形都是在此时间段被发现。在许多大医院,这项检查需要提前预约时间。

妊娠 25~28 周:此阶段的葡萄糖耐量检查(OGTT)是检验孕妇是否为妊娠糖尿病的关键性检查。

妊娠 29~32 周:29 周开始两周产检一次。此时需复查胎儿彩超了解胎儿生长发育情况。胎心监测一般从 32 周开始。

妊娠 33~36 周：两周产检一次。每次胎心监护和尿常规必不可少。

妊娠 37~41 周：每周产检一次。除了必查的胎心监护和尿常规外，还有胎儿彩超和生殖道 B 族链球菌检查。

28 周以前，正常情况下四周产检一次。产检除了以上内容外，每次都需要测量体重、血压、宫高、腹围、多普勒胎心测定。尿常规也是每次必检项目。

健康建议

（1）孕期按照医生建议的时间做产检，把握好"度"。

（2）有高危因素的孕妇，要适当增加产检次数。

（3）重视胎动及身体的其他情况，如有不适，建议及时就医。

9. "是药三分毒",孕期能用药吗

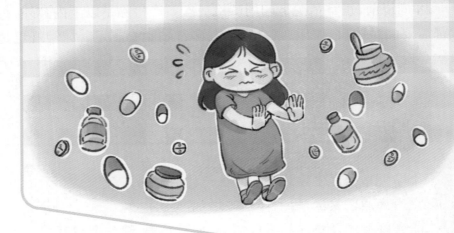

　　32岁的小丽发现自己怀孕了,尿检试纸测试显示弱阳性,家人便开始紧张了,每日生活重点就是能吃什么和不能吃什么。可不巧的是,小丽这两天感冒了,咳嗽、咳痰很难受。本来打算去看医生,但一想到目前是怀孕状态,就立刻打消了看病吃药的念头,心想:"是药三分毒"呢,这怀孕了用药岂不是危害更大?

专家观点

　　孕期患病是否应该用药,需要由专业医生根据孕妇的病情及用药的影响,权衡利弊之后决定。

"是药三分毒"的含义

"是药三分毒"这个观念放在当今也是有道理的。古人说的"三分",其实与用词习惯有关,并非定量衡量。所谓"毒",从现代药理学的角度,可理解为药物副作用或不良反应。药物在体内需要经过吸收、分布、代谢、排泄等过程,它在体内发挥治疗作用的同时,也可能会对人体的一些器官或组织造成影响,比如有些药物可以解除胃肠道的肌肉组织痉挛、缓解疼痛,同时也会通过血液循环到达眼部、作用于眼周肌肉而导致视物模糊;有些药物可能会发生毒性作用,引起永久性的耳聋;有些药物可能引起过敏反应、致癌、致畸等。

孕期用药要考虑孕期身体的特殊性

对于孕妇来说,肚子里多了一个生命,容易凭主观推断孕期用药危害更大,生病了"扛着"也成了很多孕妇的口头禅。

孕期用药跟非孕期相比,确实存在不一样的地方。因为孕妇体内的重要器官(如肝脏、肾脏、心脏等)工作负荷因怀孕急剧增加,如果孕期用药不当,就可能会进一步加重这些脏器的负担,如同超载的货车存在交通隐患一样。同时,有些药物会进入胎儿体内,可能导致胎儿畸形或胎儿脏器组织功能受损等。

不同怀孕阶段用药的影响也不同

一般来讲,用药对胎儿的影响除了与药物本身属性有关外,跟怀孕阶段也有很大关系。受精 2 周内,"扛不住"的胚胎就自动淘汰了,能"扛下来"的就基本不用考虑药物的影响。受精 2~10 周是胚胎致畸的敏感期,这个阶段用药一定要谨慎。当然,如果误用药物,也要看药物针对的器官或系统是否已处于分化或发育阶段。妊娠 3

个月后,药物致畸的概率逐渐降低,但还是要注意药物对胎儿发育的影响。

孕期不能随便用药 ≠ 不能用药

那孕期是不是真的不能用药呢?非也。有些疾病本身对孕妇和胎儿的影响可能大于药物的影响,比如孕期肺炎加重可以导致呼吸衰竭、缺氧,早孕高热可以致畸,可能引起宫缩流产,阴道炎症也可以导致胎膜早破,口腔感染可以导致宫内感染等。因此,孕期该用药还得用,并需在医生指导下进行。目前,有部分医院设立了孕期用药咨询门诊,为孕妈妈们提供孕期用药咨询与指导服务。

健康建议

(1)生病了要及时看医生,用药与否要听从医生的建议,病情需要时该用药还得用。

(2)用药前请认真阅读说明书,检查药物,有疑问可以跟医生沟通,用药期间注意不适症状。

10. 孕期要少做超声检查吗

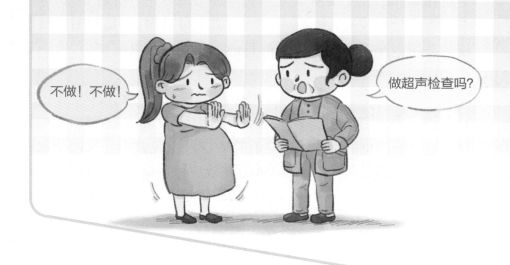

整个孕期因为宝宝在肚子里面,妈妈并不知道宝宝的动作或发育程度怎么样了,这时候就需要超声检查这只"眼"来帮忙。但是,也有一些人不断在提醒孕妈妈:"超声检查危害多,孕期要少做!"

真的是这样吗?

专家观点

目前,尚没有研究证实超声检查会增加胎儿畸形发生率及不良妊娠结局的风险。科学、规范的超声检查是安全的,也是必要的。

超声检查无辐射

产前超声检查是应用超声波对孕妇和胎儿进行影像学检查,是了解胚胎和胎儿主要解剖结构大体形态最常用、简便的方法。从超声原理上分析,超声波是一种声波,属于机械振动,是利用声波的机械运动原理来达到超声成像的目的。它不存在电离辐射、也不具有放射性。

超声检查使用的是最小超声能量

超声波产生的生物学效应有热效应及空化效应。这两个效应是跟胎儿超声的安全性密切相关的。热效应可以让检测部位温度升高,一般用热指数(thermal index,TI)来评估温度升高的情况。空化效应是一种力学效应,用机械指数(mechanical index,MI)来评估。超声检查的 TI、MI 的设置都是遵循了最低能量原则,即使用能完成该检查的最小超声能量,而且超声检查的时间一般不长,停留在每个部位的检查时间就更短了。因此,一般认为超声检查是安全无害的,目前尚无研究证实产前超声检查会对胚胎、胎儿产生不良影响。

健康建议

孕妇应遵循医生的建议,定期进行产前超声检查,一般需要做 5~6 次。经过超声检查,可排除胎儿的大多数严重畸形。如有特殊情况,部分孕妇可能还会增加超声检查的次数及部位,但不会短时间内反复多次做超声检查。

第一次:停经 42~45 天,确定是宫内还是宫外妊娠、胚胎是否存活、孕囊的位置等。

第二次：孕 11~13^{+6} 周，常说的"小四维"，测量 NT（颈后透明带）厚度及 NB（鼻骨长度），结合孕妇年龄和实验室检查，评估胎儿染色体异常的风险。

第三次：孕 22~24 周，孕期四维超声检查的黄金时间，平时常说的"大排畸"，此时胎儿局部结构及运动状态比较清晰，成像效果比较好，可对胎儿的各系统结构畸形进行比较全面的筛查。

第四次：孕 28~30 周，监测胎儿发育情况，测量胎儿大小，进一步排除重大畸形的可能，因为有些胎儿结构畸形在中孕期未表现出来，故此次检查是对中孕期超声筛查的补充。

第五次：孕 36~38 周。

第六次：分娩前。

其中第二、三、四次是产前筛查，而第五、六次主要监测胎儿发育情况，测量胎儿大小等，一般不做结构畸形的筛查。

超声检查显示"左心室强光点",是胎儿有心脏病吗

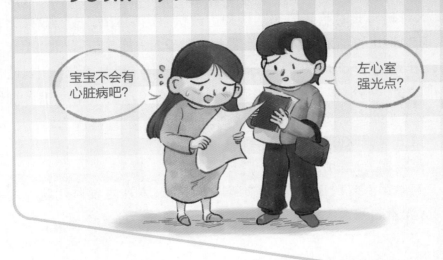

宝宝不会有心脏病吧?

左心室强光点?

"医生,我今天去做超声检查,结果提示,宝宝心脏里面有一个强光点,这是什么意思啊? 我的宝宝不会是有先天性心脏病吧?"刚做完产检的小丽,急忙来到了诊室,焦急地问着医生一系列问题,想让医生解决她内心的疑虑。和小丽一样,带着类似疑问的孕妇还有很多。

"左心室强光点"与胎儿有心脏病到底有没有关系呢?

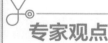

专家观点

如果孕期做超声检查,结果显示"左心室强光点",并不代表胎儿有先天性心脏病,所以孕妈妈不要因此过于焦虑。

"左心室强光点"只是一种超声表现

其实,"左心室强光点"只是一种超声表现,而非心脏畸形,更不是胎儿心脏异常的超声诊断,在临床上也比较常见。它的出现有以下几种可能:①乳头肌中央矿物质沉积;②心室内腱索增厚;③乳头肌及腱索不完全穿孔,这种穿孔可以是心房、心室发育过程中的一种正常变异。它是一个超声软指标,绝大多数的"左心室强光点"会随着怀孕周数的增加,逐渐缩小甚至消失,只有不到1%的"左心室强光点"会提示染色体异常或者是心脏畸形,所以胎儿的超声检查中提示"左心室强光点",特别是"强光点"小于5mm时,并没有特殊的临床意义。但是,当发现右心室或者双心室"强光点"时,染色体异常可能性会高一些,我们应该重视。

健康建议

如果超声检查提示胎儿"左心室强光点",建议孕妈妈先去接受遗传咨询,酌情做无创DNA检测和胎儿的超声心动图检查,进一步排除其他的心脏问题。如果排除了这些问题,单纯的"左心室强光点"不需要特殊处理,定期观察就好。

12. 超声检查是万能的吗

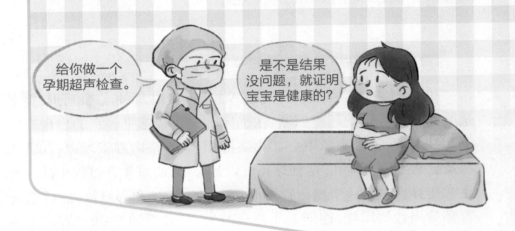

　　前两天，小丽生下一个"六指"宝宝，但是她一直在医院按时产检，尤其是超声检查，"小四维""大排畸"更是一次都没有错过，医生也没说宝宝有什么问题，怎么突然生下来一个有六根手指的宝宝呢？

　　小丽和家人正在气愤和疑惑不解的时候，有人说超声检查也不是万能的。

　　真的是这样吗？

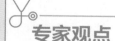

专家观点

产前超声检查一定是有必要的，但是超声检查的确不是万能的！

产前超声检查有其局限性

超声检查不能等同于临床诊断，亦不能替代病理学诊断、遗传学诊断和其他影像学诊断。有些病例，临床症状很明显，但超声检查却可能发现不了问题。例如胎盘早剥，病情严重时可能危及母儿生命，但超声检查发现胎盘早剥的准确率只有 25% 左右，待超声能够看到胎盘后血肿时，情况已经相当严重了。

超声不能检出所有胎儿畸形，亦不能检测胎儿的智力、评价胎儿的生理功能及代谢异常。超声只能诊断出部分结构畸形，还有一部分结构畸形需要到孕晚期、甚至胎儿出生后才能被识别。胎儿智力、视力、听力、行为异常、酶的缺失等是目前超声检查无法检查出的。

有些新生儿畸形，在孕妇及家属看来可能非常明显，可多次产前超声检查却都没能发现，这往往让孕妇和家属难以接受。事实上，产前超声检查受各种因素，包括孕妇腹壁厚度、孕周以及胎儿体位、羊水、胎儿骨骼声影等影响，许多器官或部位可能无法显示或显示不清。部分胎儿畸形在产前超声诊断中非常困难，甚至无法诊断。目前国内外文献报道部分胎儿畸形产前超声检出率如下：

胎儿畸形类别	产前超声检出率
无脑儿	87% 以上
严重脑膨出	77% 以上
开放性脊柱裂	61%~95%
严重胸腹壁缺损伴内脏外翻	60%~86%
胎儿唇腭裂	26.6%~92.5%
单纯腭裂	0~1.4%
膈疝	60% 左右
左心发育不良综合征	28%~95%
法洛四联症	14%~65%
右心室双出口	约 70%
单一动脉干	约 67%
消化道畸形	9.2%~57.1%
胎儿肢体畸形	22.9%~87.2%

超声检查只反映胎儿当时的情况

胎儿畸形是一个动态形成的过程，随着孕周的增加才逐渐表现出来，如膈疝、脑积水、肺动脉狭窄、肿瘤、血管畸形等。因此，每次超声检查的结果只反映胎儿当时的情况。

虽然，超声是产前检查的重要手段，但正如美国妇产科协会所强调的一样："不管使用哪种方法，亦不管妊娠在哪一阶段，即使让最有名的专家进行彻底的检查，期望能将所有胎儿畸形均能被检测出来是不现实，也是不合理的。"

健康建议

（1）按时、定期做产检。孕期重要的几次超声检查一定要严格按照医生的要求做，这样可以尽可能地筛查出大部分先天性胎儿畸形。

（2）在产检过程中，如果产前超声检查发现可疑的异常，请严格遵循医生的建议；有些需要动态观察、定期复查；有些则需要结合临床及其他检查综合考虑；有些还需进行遗传咨询，甚至进行有创性的产前诊断，如羊水穿刺、脐血取样等。

（3）由于产前超声检查技术的局限性，超声检查需结合临床、其他影像学检查、血清学检查、遗传学检查等，方能最大限度检出胎儿畸形，需要请孕妇及家属理解。

13. 四维超声没拍到胎儿照片，就是没看清吗

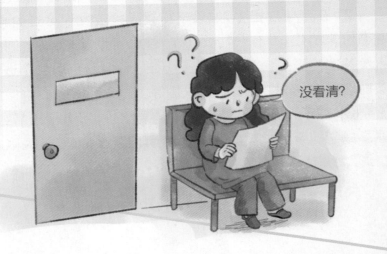

孕妈妈们做完四维超声检查后，都会问医生：有拍到宝宝的照片吗？甚至很多孕妈妈会说，做超声检查就是奔着"宝宝照片"来的。

如果没有拍到照片，那是意味着没看清吗？

专家观点

做四维彩超检查后的胎儿照片，并不能 100% 反映孩子出生后的相貌，更不能把这张照片作为胎儿畸形与否、或者胎儿是否有异常的诊断依据。没有拍到照片也并不代表医生没有看清。

四维成像技术区别于普通拍照

超声医生是通过四维超声成像的原理来给胎儿"拍照"的。简单地说,就是通过探头发射次声波进入人体,仪器根据反射的回波再通过计算机软件的特殊算法,虚拟勾勒出胎儿面部五官特征。孕妇手上的那张胎儿"照片"只是电脑根据超声数据合成出来的,与我们印象中的传统照片大不相同。受限于目前技术条件,很多仪器的四维成像技术只能勾勒出胎儿各器官和面部的大致轮廓,对于细节性的面部数据并不完全准确,这也是为什么许多孕妇在生完孩子后再对比照片时,觉得并不是那么像的原因。

多种因素干扰可导致"拍照"效果不佳

四维超声照片不具备医学上的诊断意义,没拍到照片也不代表没有检查颜面部。超声医生在检查胎儿颜面部时,会通过切换不同的切面来检查眼睛、鼻子、耳朵、嘴巴这些器官,这个过程是严谨且复杂的。而在给胎儿"拍照"时,胎儿的颜面部很容易被脐带、胎盘或肢体等挡住,造成照片上胎儿脸部一些部位显示不清。许多孕妇拿到照片后就十分紧张,生怕胎儿哪里没有长好,这个担心是完全没必要的。而没有拍到"照片"的孕妇们同样也不用担心,其实在拍照前医生就已经完整检查完胎儿的颜面部了。只是因为胎儿的体位、羊水的多少、孕周的大小、腹壁的厚度等原因,颜面部上方未能留出充裕的空间,导致"拍照"效果不佳而已。

健康建议

　　孕妈妈在做四维彩超时保持平和的心态,不要对给胎儿拍的照片抱有太高的期望值。如果胎儿"配合"得好能拍到照片是挺好,如果没有拍到也不必太介意,只要医生对胎儿进行了详细的超声检查,就已经达到了孕妇做四维彩超的目的,切勿颠倒主次。

14. 自己把脉能辨胎儿性别吗

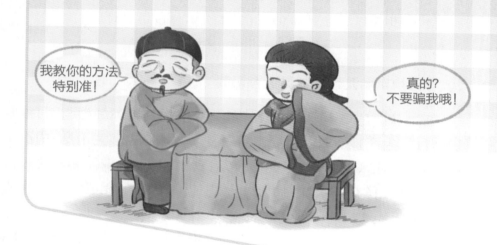

　　小丽怀孕 7 个多月了,高兴的同时也有苦恼,因为她不知道宝宝的性别,就在买什么颜色的衣服、取什么样的名字上犯了愁。为此,她还特地去咨询隔壁的老人家,老人家说:自己把脉就能看出男女,因为"男左女右",如果怀的是女孩,右手脉搏的跳动会比左手的更加有力。

　　真的是这样吗?

专家观点

民间早有把脉预测胎儿性别的说法，但至今还没有科学依据支持，也没有相关统计学结果证实，因此不可盲目自己把脉。

脉诊辨别胎儿性别仅见史料记载

妊娠脉诊是中医学的一大特色。可根据其判断妊娠与否，推断妊娠月份、生产日期以及指导产后康复。妊娠脉象多为滑脉，中医用"应指圆滑，往来流利，如珠走盘"形容滑脉，意思是说摸起来比较快且流利，就好像在按滚珠，且无名指、中指和食指都能清晰地把到跳动得十分流畅欢快的脉象。

关于脉诊判断胎儿性别，《脉经》中有记载：若在孕妇怀孕第 4 个月时，左手脉搏比右手脉搏跳动更有力，怀的就是男孩；若右手脉搏跳动更有力，怀女孩的概率大；如若双手脉搏跳动的快慢、力度均一致，极有可能为双胞胎。但是脉诊预测胎儿性别只是史料记载，尚缺乏现代科学依据。脉诊的方法、医生的经验、人体的状态变化都有很大的区别，所以不建议孕妇采用自己把脉的方法来辨别肚子里孩子的性别。

严禁非法进行胎儿性别鉴定

在我国，非医学因素的胎儿性别鉴定属于非法行为。《中华人民共和国母婴保健法》第三十二条中指出：医疗保健机构严禁采用技术手段对胎儿进行性别鉴定。只有与胎儿性别相关的遗传病才准许做性别鉴定。

健康建议

"酸儿辣女"以及自己把脉都是无法作为预测胎儿性别依据的，大家不要轻信，孩子健康平安才是最重要的。推荐的孕期健康生活方式：

（1）补肾为要：有不良怀孕史或者体弱的孕妇出现肾虚的情况较为多见，孕期肾气不足的脉象多表现为沉细而滑或沉弱，出现腹痛下坠、腰膝酸软、小便频数、夜尿多等症状。孕期肾虚可以食用山药、核桃仁、枸杞子、黑芝麻、黑米、覆盆子等。若有先兆流产的情况，及时找专业医生进行中西医结合保胎治疗。

（2）补气养血：气血充盈，胎儿才能更好地生长发育，对于身体气血虚弱的孕妇，孕期更应补气养血。孕期气血不足的脉象多表现为细滑或缓滑，出现头晕眼花、气短懒言、面色白或萎黄，小腹空坠等症状。孕期气血不足可以食用大枣、阿胶、猪肝、桂圆、山药等。

15. 脐带绕颈会造成胎儿死亡吗

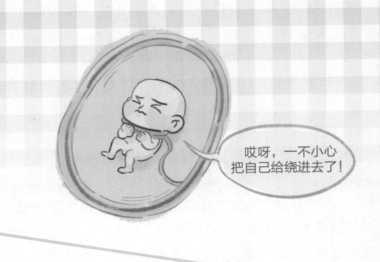

哎呀，一不小心把自己给绕进去了！

　　"我的宝宝太调皮了，今天刚做完 B 超发现脐带绕颈，好担心啊！"孕妈小丽摸着肚子从 B 超室走出来，一边嘟囔着一边在小姐妹群里发着消息。"哎呀，那你要小心了，听说脐带绕颈的话，会导致宝宝智力有问题！""我有同事怀孕后也发现脐带绕颈，没重视，结果突然就没胎心了！"姐妹们东一句西一句，吓得小丽慌了神。

　　脐带绕颈真的很危险吗，会造成胎儿死亡吗？

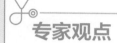

专家观点

脐带绕颈是指脐带围绕在胎儿颈部,这是脐带缠绕最常见的一种情况。至于脐带绕颈是否会造成胎儿死亡,要看具体情况。

脐带——胎儿与妈妈连接的"生命线"

脐带是孩子未出生前,连接胎儿和胎盘的一条像带子的结构。你可千万不要小看这条"带子"哦,胎儿吸收营养、排出体内的废物等,全靠它来实现。因此,脐带其实是一条连接胎儿和妈妈的"生命线"。在脐带里面,有三条血管:两条脐动脉,一条脐静脉,它们在脐带里成螺丝状排列,当脐带出现问题,如发生缠绕、打结等,都有可能导致血管里的血流受阻,胎儿发生缺血缺氧,甚至死亡。

胎儿脐带绕颈可能与以下因素有关:

(1)"线太长":脐带越长,绕颈周数越多。

(2)"场地大":羊水过多,或者胎儿体型相对较小,活动空间大。

(3)"气氛嗨":胎儿在子宫内活动过于频繁,脐带也会发生缠绕。

超声检查能及时发现脐带绕颈

普通的产前检查,如胎心监护是很难发现是否存在脐带绕颈的,只有通过超声检查才能发现和诊断。在超声图像下,一般脐带呈现U形,代表脐带可能绕颈一圈;呈W形,代表脐带可能绕颈两圈;如果呈波浪形,则代表脐带可能绕颈三圈及以上了。

孕期正确应对脐带绕颈

其实,脐带绕颈属于妊娠期常见的一种情况,孕妇不用过于担心。它既不代表胎儿就有生命危险,也不意味着必须、马上要做剖宫产手术。

如果超声检查发现脐带绕颈只有一至两圈,且缠绕比较松,通常对胎儿没有多大影响。其实随着宝宝在羊水里游来游去,有的时候他们也能将自己从缠绕的脐带中"解脱"出来。因此,妈妈们只需要在孕期按时来医院进行产前检查,注意监测胎心,定期做胎心监护、数胎动,一般都是可以顺利分娩的。

但是,如果超声检查发现脐带缠绕比较紧、缠绕圈数比较多,或者有胎心、胎动异常,或者分娩时发生产程延长或停滞、胎儿有缺血、缺氧等表现时,则需要尽快通过剖宫产手术挽救胎儿生命。

健康建议

（1）规律产检,学会自数胎动,发现胎动较平时减少 50%,或者 12 小时胎动少于 10 次,要及时就医。

（2）定期 B 超检查,及时发现胎儿有无脐带绕颈,根据具体情况和医生的建议,及时处理。

（3）睡眠时适当选择左侧卧位,可以更好地增加胎盘的血流,给胎儿提供更好的营养,还能够有效促进身体的血液循环。

（4）保持心情愉悦、作息规律,避免情绪激动,否则也会影响胎儿的情绪,胎儿太过活跃也会增加脐带绕颈的可能。

孕期喝水少会造成羊水过少吗

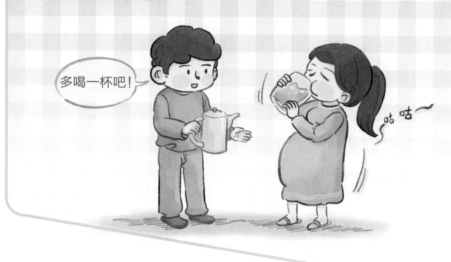

多喝一杯吧！

咕咕~

　　孕妈小丽拿着 B 超报告单，紧张地问老公："羊水过少怎么办？"老公安慰她道："亲爱的，一定是你平时喝水太少了，所以才羊水过少的。"看见小丽一脸疑惑的样子，老公继续补充说，"我那哥们儿的爱人不是也怀孕了吗？她羊水过少，于是每天喝一大壶水，后来复查羊水就正常了。可见你平时喝水太少是要不得的，我们赶紧回家喝水去！"

　　羊水过少真的与喝水太少有关吗？

专家观点

羊水过少主要与羊水产生减少、或羊水外漏增加有关,部分羊水过少原因不明,但与喝水多少没有直接关系。孕妇在一定时间内大量喝水(两小时内饮水 2 000ml)确实能短时间内增加羊水量,但一段时间后羊水量会下降,不能持续很长时间。

羊水的"来龙去脉"

包裹胎儿的羊膜腔里充满了液体,这些液体就是"羊水"。

羊水来自哪里? 孕早期,主要来自母体血清经胎膜进入羊膜腔的透析液;孕中期以后,胎儿尿液是羊水的主要来源;孕晚期,胎儿肺参与羊水的生成,每天 600~800ml 液体从肺泡分泌入羊膜腔;羊膜、脐带华通胶及胎儿皮肤渗出液体也参与羊水生成,但量少。

羊水去往何处? 主要与胎儿吞咽有关,孕 18 周开始胎儿出现吞咽动作,近足月时每日可吞咽 500~700ml 液体;此外,经羊膜-绒毛膜界面的膜内转运向胎儿胎盘血管转移,少量羊水转移至孕妇血浆;脐带每小时能吸收羊水 40~50ml;孕 20 周前,胎儿表皮角化前皮肤吸收少量羊水。

羊水过少时,"鱼儿"游不动了

如果把羊膜腔比作一个"池塘"的话,胎儿就是游来游去的"鱼儿",羊水就是池塘里的"水"。只有当"水"量充分,"鱼儿"才能保持充足的活力。因此,如果超声提示"羊水过少",其实是一个警示:"池塘"里的"水"不够了,"鱼儿"可能游不动了,甚至有生命之忧。

正常情况下,羊水的产生和吸收处于一个动态平衡中,一旦发生失衡,就会导致羊水量异常。当孕晚期羊水量少于 300ml 时,就是羊水过少。

羊水过少警惕以下疾病

(1)胎儿结构异常:胎儿可能出现先天发育结构异常,最常见有胎儿泌尿系畸形(输尿管或尿道梗阻、膀胱外翻等引起少尿或无尿、消化道畸形等,均可引起羊水过少)。

(2)胎盘功能减退:"调皮"胎儿和孕妈妈玩起捉迷藏游戏来,待在妈妈肚子里至过期妊娠、胎盘退行性变均可导致胎盘功能减退。胎儿生长受限、慢性缺氧情况下,为保障胎儿心脑重要脏器血供,会引起胎儿血液重新分配,肾脏血流量降低,胎儿尿生成减少,导致羊水减少。

(3)羊膜病变:炎症、宫内感染等可致羊膜通透性改变。胎膜破裂,羊水外漏速度超过羊水生成速度时可致羊水过少。

(4)母体因素:妊娠期高血压致胎盘血流减少,孕妇脱水、血容量不足时,血浆渗透压升高,胎儿尿液形成减少可致羊水少。孕妇长时间使用一些有抗利尿作用的药物(如前列腺素合成酶抑制剂、血管紧张素转化酶抑制剂),可发生羊水过少。另外,系统性红斑狼疮等一些免疫性疾病也可导致羊水过少。

(5)不明原因:部分羊水过少原因不明。

健康建议

(1)孕妇若发生腹部增长慢、紧箍感、胎动时疼痛明显、胎动异常等情况时,需及时就医。

（2）既往有胎儿畸形生育史的孕妇,孕前应做遗传咨询,孕期定期产检。

（3）孕期诊断羊水过少,建议及时进行遗传咨询,必要时进行产前诊断,排除胎儿染色体异常。

（4）孕期避免长期使用一些有抗利尿作用的药物,如前列腺素合成酶抑制剂、血管紧张素转化酶抑制剂等。

（5）注意胎儿安全,对于羊水过少、胎盘功能下降,胎儿可宫外存活者可能需要及时终止妊娠,让胎儿脱离宫内不良环境。

17 羊水穿刺会导致流产吗

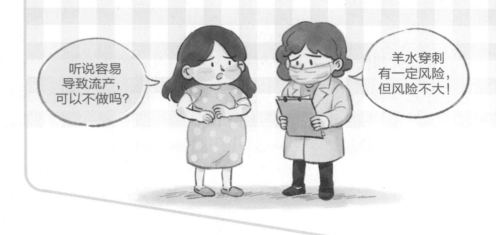

听说容易导致流产，可以不做吗？

羊水穿刺有一定风险，但风险不大！

　　小丽以往怀孕很不顺利，3次都是在孕早期发生胎停。夫妻俩做了遗传咨询，发现小丽染色体有异常，两条染色体的位置互换了，是平衡易位携带者。医生建议通过第三代试管婴儿技术受孕，但夫妻俩决定还是再试一次。这次怀孕顺利度过了孕早期。怀孕4个月的时候，医生建议小丽做羊水穿刺产前诊断。但小丽听人说羊水穿刺容易导致流产，便开始焦虑了，不知道该如何是好。

专家观点

羊水穿刺需要进入宫腔操作，存在一定风险，但该项技术比较成熟，相对安全，孕妈妈不用过于担心。

羊水穿刺技术成熟，结果可靠

羊水穿刺是在超声引导下，通过一根很细的穿刺针，经过孕妈妈的腹部到达羊膜腔，抽取羊水，利用羊水中的胎儿细胞提取胎儿遗传物质进行产前诊断，检测胎儿是否患有遗传性疾病。

羊水穿刺是一项比较成熟的技术，整个操作过程安全，并不可怕。羊水穿刺时的疼痛感不明显，一般不需要进行麻醉。羊水穿刺仅需抽取少量羊水，由于羊水是不断循环产生且保持相对恒定的，抽去的羊水能很快得到补充，因此不用担心羊水会变少。

羊水穿刺术前，医生会给孕妇做详细的检查，确保没有感染、出血倾向等异常情况才会进行手术。羊水穿刺手术的主要并发症包括感染、出血、羊水渗漏、早产、胎儿损伤、流产等，但发生概率非常低，孕妈妈最关心的流产风险在 0.1%~0.2%。

羊水穿刺在孕中晚期均可进行

羊水穿刺一般在孕 16 周后进行，孕 18~24 周最佳，这个时间段胎儿不大，羊水相对较多，穿刺时不易刺伤胎儿，同时有活性的细胞也最多，更有利于检测。随着医疗诊断技术的进步，现在孕晚期也是可以进行羊水穿刺的。

以下人群建议接受羊水穿刺产前诊断

（1）羊水过多或过少。

（2）产前筛查高风险人群，超声检查发现胎儿发育异常或可疑结构畸形。

（3）孕早期接触过可能导致出生缺陷的物质。

（4）夫妻一方或双方患有遗传性疾病，或有遗传病家族史。

（5）曾经分娩过先天性严重缺陷儿。

（6）孕妇年龄达到或超过 35 岁。

健康建议

（1）由于羊水穿刺技术要求较高，建议在有诊断资质及手术条件、操作人员技术娴熟的机构进行。

（2）羊水穿刺前，孕妇可以正常饮食，不需要禁食禁饮；可以自备一些小零食，避免在等待的过程中发生低血糖；不用太紧张，保持心情愉悦更有利于手术的进行。

（3）羊水穿刺术后，在医院休息 30~60 分钟就可以回家了，一般不需要住院，也不需要卧床休息。

（4）羊水穿刺术后半个月内不做重体力活，不能同房。

（5）如果在羊水穿刺术后出现阴道流血、流液、发热等异常情况，应及时就医，寻求帮助。

18. 孕期吃太甜的食物会患糖尿病吗

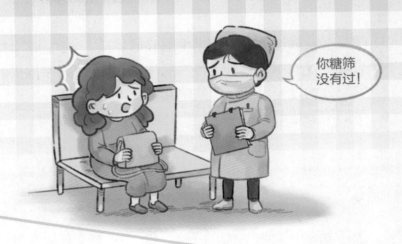

你糖筛没有过!

　　夏日炎炎,小丽怀孕后特别怕热,一热就想吃西瓜,有时候会再吃上一两支巧克力冰淇淋。在孕 32 周产检的时候,医生望着小丽有点超标的宫高腹围,便让她复查彩超,发现胎儿偏大两周。医生给小丽再做了一次糖耐量检查,结果显示服糖后 1 小时、2 小时血糖超标,最终确诊为"妊娠糖尿病"。老公在一旁抱怨:"叫你少吃甜的,硬是不听,现在吃出糖尿病了吧!"

　　孕期患上糖尿病,真的与吃得太甜有关吗?

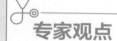

专家观点

孕期患上妊娠糖尿病,是因为调节我们身体血糖的胰岛素出现了问题,并不是吃得太甜的缘故。

神奇的胰岛素

我们人体内有一个专和血糖作对的激素——胰岛素,血糖高了,它分泌就多,血糖低了,它分泌也少,当孕妇的胰岛素分泌出现了"故障",才会得妊娠糖尿病。

在孕中晚期,孕妇体内对抗胰岛素样物质分泌增加,为了对抗血糖的升高,胰岛素的分泌必须相应增加。当孕妇吃了很多甜食,又懒得运动的话,会导致很多的糖分没办法代谢,引起血糖上升。好比"敌军"增加了,"援军"也要增加。那么胰岛素分泌"故障"的孕妇,不仅"援军"不够,还起"内讧",对抗胰岛素的物质也增加,从而使血糖升高,出现妊娠糖尿病或使原有的糖尿病加重。

妊娠糖尿病影响母婴健康

妊娠糖尿病,如果血糖控制不佳,对母婴的影响极大,母婴的近远期并发症较高。对孕妇来说,孕早期易发生流产,孕中晚期发生妊娠期高血压病的可能性也大大增加;同时,孕期容易发生感染、羊水过多,糖尿病酮症酸中毒,巨大儿导致难产、手术产;并且,再次怀孕时发生妊娠糖尿病的可能性增加;远期患糖尿病的概率也增加。对胎儿来说,可能发生巨大儿、胎儿生长受限、流产、胎儿畸形、早产、胎儿窘迫甚至胎死宫内等;出生后,新生儿呼吸窘迫综合征以及新生儿低血糖的发生率也增高。

随着怀孕的结束，体内分泌的对抗胰岛素的物质会减少，妊娠糖尿病孕妇的糖代谢异常大多于产后能恢复正常，但将来患 2 型糖尿病的概率会增加。

妊娠糖尿病的高危因素

首先是年龄因素，超过 35 岁的孕妇更容易患妊娠糖尿病。其次，由于生活水平的提高，孕妇饮食的显性和隐性糖分含量增多；现代生活节奏加快，并且多数工作与体力活动无关，导致孕期女性运动量严重不足，这些问题都有可能会导致女性在孕期出现糖代谢异常。

其他高危因素还有：①孕前超重或肥胖、糖耐量异常史、多囊卵巢综合征；②家族史：糖尿病家族史；③孕产史：不明原因的死胎、死产、流产史，巨大儿分娩史，胎儿畸形和羊水过多史，妊娠糖尿病史；④本次怀孕：孕期发现胎儿大于孕周、羊水过多；⑤反复外阴阴道假丝酵母菌病史。所以，孕妇需要合理摄入糖分，并关注血糖，有高危因素的还需要加强血糖监测。

健康建议

（1）建议有妊娠糖尿病的孕妇到医院营养门诊就诊，以获取个体化、针对性的饮食指导。

（2）适量身体活动：饮食控制结合运动能更好地控制血糖。孕期科学合理运动能改善胰岛素敏感性，还能增加孕妇体力和耐力，有利于控制孕期体重增长，有助于阴道分娩。推荐每天或每周 5 天进行 20~30 分钟中等强度的有氧运动，可采用快步走、慢跑、练瑜伽、游泳、有氧体操等运动方式，特别对有妊娠糖尿病的孕妇应减少久坐时间，建议餐后进行健步走或上肢运动。运动前需摄入适量的碳水化合物,补充水分,监测胎动和宫缩、血糖水平。

（3）血糖管理:孕期血糖控制目标建议为空腹血糖值 <5.3mmol/L,餐后 1 小时、2 小时血糖值分别 <7.8mmol/L、6.7mmol/L。如果饮食控制和运动不能将血糖控制到目标值,则需要在医生的指导下使用胰岛素等。

（4）妊娠糖尿病孕妇及其孩子均是患糖尿病高危人群,故产后应监测血糖、产后 6~12 周复查糖耐量检查,产后尽早开始母乳喂养,定期随访,养成健康的生活方式。

19. 孕期多吃鹅蛋能清"胎毒"吗

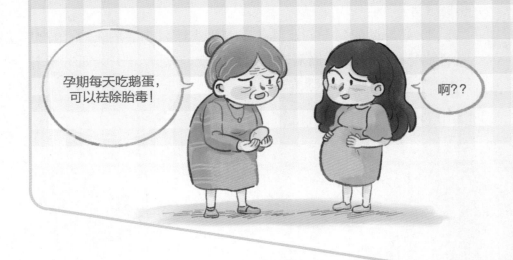

孕期每天吃鹅蛋，
可以祛除胎毒！

啊？？

    民间流传一种说法：怀孕后多吃鹅蛋，生下来的孩子就会白白嫩嫩，因为鹅蛋能清"胎毒"。很多老人家和孕妈妈抱着"宁可信其有，不可信其无"的态度，为了收集鹅蛋，全家人出动把附近乡下翻了个底朝天，只希望多吃鹅蛋能生个白胖水嫩的宝宝。

    孕期靠多吃鹅蛋真的能清"胎毒"吗？

专家观点

    怀孕后想通过多吃鹅蛋清"胎毒"的做法，是没有科学依据的。不可轻信传言，不可盲目服用偏方，有问题要科学就医。

西医与中医对"胎毒"的看法不一

从西医角度看来,认为民间常说的"胎毒"实际上是新生儿出现的红斑、湿疹、黄疸等皮肤问题。孕期并没有所谓的"胎毒"之说。而这些皮肤问题,其实也是新生儿皮肤逐渐适应外界环境的一种免疫过程。

从中医角度看来,认为所谓"胎毒"主要跟孕妇的内热体质有关。如果在孕期,孕妇不注意饮食,吃大鱼大肉、油炸以及辛辣刺激的食物,或生活不规律,经常熬夜,或情绪不畅,容易生气或抑郁,都有可能会加重体内的热气,且容易传给胎儿,导致"胎毒"。

"胎毒"的说法在以前的南方地区比较盛行。那时候的人普遍认为南方地区气候"湿热",容易导致内热体质,如果分娩前不清"胎毒",孩子出生后皮肤就容易长红斑、湿疹等。于是各种清"胎毒"方法应运而生,其中就包括吃鹅蛋、喝黄连水等。

孕期食用鹅蛋宜适量

通过在孕期食用鹅蛋清"胎毒"的做法并没有科学依据。但鹅蛋营养丰富,其中的磷脂可以促进胎儿大脑和神经组织的发育,卵蛋白、维生素和矿物质有利于孕妇和胎儿的健康生长。但孕期吃鹅蛋不宜过量,否则会增加尿酸值,引发痛风,加重肾脏的负担。

健康建议

想要生一个皮肤白白嫩嫩的健康孩子,孕妇要注意以下事项:

(1)锻炼身体:孕期的最佳运动方式有练瑜伽、游泳、散步等,循序渐进,可以提高自身免疫力。

（2）规律生活：养成良好生活作息习惯,每天保证8个小时睡眠时间。尽量不熬夜,应当在晚上11点前休息,这样可以顺利排毒。

（3）调理饮食：湿热体质的孕妇,少吃辛辣油腻,可以摄入清热利湿的食品,如莲子、绿豆、藕、荷叶茶等,适当摄入新鲜蔬菜水果和牛奶,适量补充钙、铁和叶酸,多喝水,多吃五谷杂粮,保持大便通畅。

（4）调畅情志：保持愉快的心情,存在情绪波动时及时与家人和朋友沟通,学会自我情绪管理。

（5）科学就医：不要轻信各类清"胎毒"的谣言,不可盲目服用药物和某些偏方。

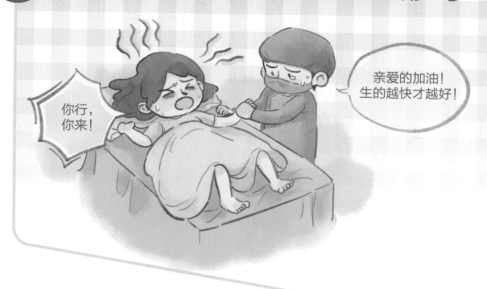

20 生孩子的过程是越快越好吗

"医生，我都痛了一天了，还不发作，我闺蜜一个小时就生了，好羡慕她啊！"孕妇小丽抱怨着。

"分娩需要一定的过程和时间。"医生解释道。

"老人们都说生孩子，生得越快才越好呢！"小丽有点担心。

真的是这样吗？

专家观点

生孩子可不是一件简单的事，更不是一件拼速度的事。所以，"越快越好"——是我们在分娩认识上的一个误区！

爱有距离,需要时间来证明

孩子出生需要经过一系列适应性转动:衔接、下降、俯屈、内旋转、仰伸、复位及外旋转、胎肩部及胎儿娩出。

分娩需要经过三个产程:

(1) 第一产程(宫颈扩张期):是指从出现规律宫缩到宫口开全(10cm),初产妇需 11~12 小时;经产妇需 6~8 小时。

(2) 第二产程(胎儿娩出期):是指从宫口开全到胎儿娩出。初产妇需 1~2 小时,经产妇通常数分钟即可完成。

(3) 第三产程(胎盘娩出期):是指从胎儿娩出至胎盘娩出,需5~15 分钟,一般不超过 30 分钟。

"急不可耐"的后果也许就是伤害

急产一般多发生在有过分娩经验的产妇身上。其实,急产无论对于产妇自身,还是对宝宝都可能造成不同程度的伤害。

(1) 对产妇而言:急产时宫缩过强,可导致产妇会阴、阴道或宫颈撕裂,甚至子宫破裂。其次,急产时子宫收缩过强形成狭窄环,可使产程异常,胎盘在子宫内不能娩出,增加产后出血概率。此外,来不及消毒接生,可增加感染风险。

(2) 对宝宝而言:急产时子宫收缩过强,可导致胎儿宫内缺氧甚至死亡。胎儿娩出过快,可导致因不能及时适应外界压力的突然变化,而造成颅内出血。在娩出过程中,胎儿需完成一系列"内旋转"及"外旋转"动作,子宫收缩力很强,推动胎儿娩出的力量过于强大,容易造成新生儿锁骨骨折等产伤。另外,由于急产时胎儿的肺部挤压不充分,可能增加胎儿吸入羊水的风险,引发新生儿肺炎,甚至发生窒息。

健康建议

（1）预防急产：有急产史（包括家族有急产史）的孕妇应提前住院待产，避免"生在路上"的尴尬和危险。

（2）参加孕妇学校学习：提前了解临产的前兆，比如见红（阴道带血分泌物）、子宫不规则收缩、胎儿下降感等。出现临产前兆，意味着离分娩的时间不远了，要积极行动起来，做好随时去医院的准备。

（3）如果子宫收缩变得越来越频繁，间隔5~6分钟就出现一次，每次持续时间可达30秒或以上，或者阴道有羊水流出，意味着已经临产了，立即在家人的护送下到医院等待分娩。

（4）如果已经发生了急产，要镇定，不要惊慌失措，立即卧床，请家人拨打120急救电话，将家庭住址和产妇的具体情况告知医务人员。在医生未到之前，让家人协助清洗外阴，有条件的情况下将臀部垫高，家人或自己用干净的布轻压住阴道口与肛门之间。

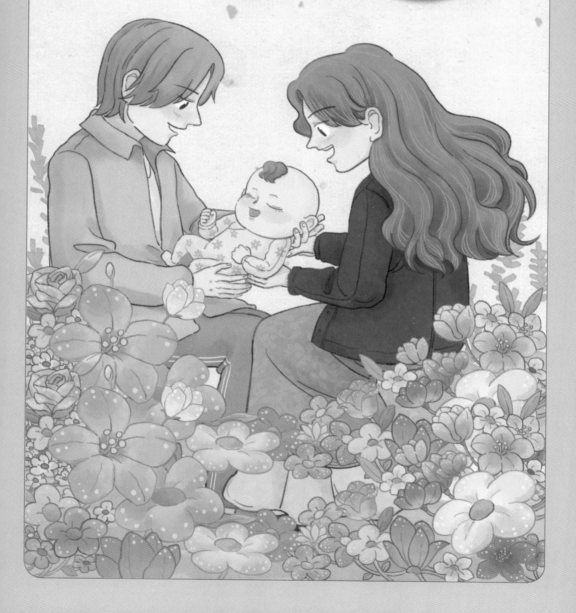

育儿篇

1. 母乳不够，可以用甜酒来凑吗

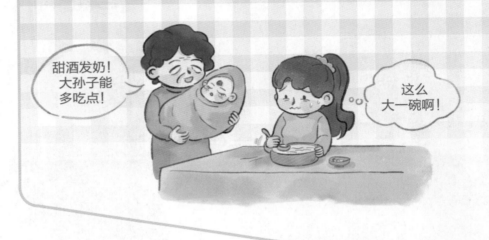

甜酒发奶！大孙子能多吃点！

这么大一碗啊！

小丽刚生完宝宝两天，婆婆端来一大碗甜酒说："要多喝甜酒冲蛋，母乳才充足。"小丽问："甜酒不还是酒吗？真的能喝吗？"婆婆说："老辈人传下来的方法，还会有错？"小丽半信半疑，不知该如何是好。

专家观点

要想母乳充足最有效的方法是早开奶、勤哺乳，产后喝甜酒须谨慎！

甜酒可能有酒精

哺乳期完全不能吃的食物并不多，但是酒精恰恰是其中最重要的一种，一般建议哺乳期最好不要接触。酒精作为小分子物质，非常容易从妈妈的血液中进入乳汁，从而会对孩子的心脏、肝脏造成损害，还会影响神经系统，导致孩子异常兴奋甚至睡眠混乱。

甜酒也叫糯米米酒，是用蒸熟的糯米拌上酒曲经过发酵而成，在发酵的过程中会产生一定量的酒精。用甜酒冲鸡蛋的过程中，虽然加热会使酒精挥发掉一部分，但很难保证能将甜酒里的酒精完全挥发掉。因此，为了避免酒精对孩子的伤害，哺乳妈妈尽量不要喝甜酒。

有些宝妈实在抵挡不住甜酒的诱惑怎么没办？没关系，偶尔喝上一次也不用太过紧张，1 听啤酒或小半杯葡萄酒以内的量，也还是相对安全的。此外，爱甜酒的宝妈可以在喝甜酒之前先给孩子喂奶，等喝完甜酒之后，再过 1~2 小时给孩子喂奶，以留出充足的时间让体内的酒精代谢完。

早开奶与勤哺乳对"发奶"更有效

产后妈妈开始第一次母乳喂养就是"开奶"。开奶的时间越早越好，这是因为宝宝在出生后不久的吸吮本能最强，出生后 10~30 分钟吸吮反射达到高峰，是最佳开奶时机，1 小时以后会逐渐转入抑制期。世卫组织和联合国儿童基金会均建议妈妈们在分娩后要尽早吸吮，产后 1 小时内完成第一次母乳喂养。

此外，宝宝频繁、有效的吸吮是保持妈妈乳汁充足的必要条件。产奶的原理很简单，就是"越吃越有"。如果乳头接受的吸吮刺激越多，妈妈产生的与泌乳、射乳反射等相关的激素会越多，于是奶水才会越多。哺乳过程中，要注意宝宝的含接姿势是否正确，确保有效吸吮。如果增加宝宝吃奶次数有限的话，为了促进泌乳，妈妈可以用吸奶器每隔2~3小时吸奶一次，每次15~20分钟。吸出的乳汁不要浪费，可以用干净的容器盛放，再放入冰箱冷藏或冷冻储存。

健康建议

（1）紧张、焦虑等负面情绪以及缺乏睡眠都会影响乳汁的产生和排出，因此，哺乳期妈妈要保持良好的心态和充足的睡眠。

（2）学习并掌握正确的哺乳技巧，做到按需哺乳，即宝宝饿了或者妈妈奶涨就要喂奶，不限时不定量，直至宝宝吃饱为止。

（3）坚持6个月内进行纯母乳喂养，不要在母乳喂养前给宝宝喂任何食物和饮料，甚至包括水。

2. 给新生儿喂"四磨汤"能排"胎毒"吗

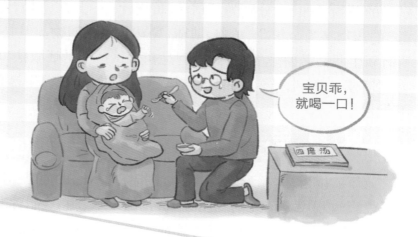

宝贝乖，就喝一口！

四磨汤

奶奶偷偷给出生才两天的小孙子喂药，被查房医生"逮"了个正着。于是解释道"这是'四磨汤'，在我们那里，刚出生的孩子都吃这个，能排'胎毒'的。"

真的是这样吗？

专家观点

打着排"胎毒"的旗号，擅自给刚出生的宝宝喂"四磨汤"的做法，不可取！

不是所有新生儿都需要排"胎毒"

"胎毒"理论是中医儿科学对某一些疾病病因的独特见解。中医常用的排"胎毒"方法为初生拭口和喂服祛"胎毒"药物,被记载用来拭口的药物有四种,分别为甘草汁、黄连汁、朱砂蜜、豆豉汁。祛"胎毒"的药物多为金银花、黄连、薄荷、菊花等寒性药物。但是,并不是所有新生儿都需要排"胎毒",不管是初生拭口还是喂服祛"胎毒"药物,都是弊大于利,不值得推广。排"胎毒"须在中医医生指导下辨证用药。

初乳中含有促进胎便排出的物质

胎便被认为是"胎毒"排出的监测指标之一。胎便是由胎儿在其生长发育过程中所消化的物质构成,包括羊水、胎毛、胆汁及从消化道、呼吸道脱落的上皮及细胞等物质,多呈墨绿色。正常情况下,新生儿多于出生后 10~12 小时内开始排便,部分可延长到 12~24 小时,2~3 天排完。如果排胎便障碍,会对新生儿的生长发育不利。

母乳中含有大量的生物活性物质,包括免疫因子、趋化因子、寡糖等,既可促进婴儿肠道的发育,又可增强婴儿体质。除此以外,母乳中的碳水化合物以乳糖为主,其中以乙型乳糖最多,该类型乳糖可促进双歧杆菌、乳酸杆菌等益生菌的生长,同时也有利于胃肠道的蠕动,有加速胎便排出的作用。因此,促进排胎便、祛"胎毒",母乳喂养要先行。

四磨汤口服液要辨证用药

四磨汤口服液由木香、槟榔、乌药、枳实等四味药物组成,有行气降逆、宽胸散结、消食导滞的功效,适用于婴幼儿乳食内滞证,症见腹胀、腹痛、啼哭不安、厌食纳差、腹泻或便秘。部分家长认为给新生儿口服四磨汤,既能促进胎便的排出,又有利于胃肠功能的发育,何乐而不为呢?但相信大家都听过"是药三分毒",中药也不例外,只有对症下药,才能最大限度地避免副作用。目前很多药物缺乏对新生儿安全性能的相关研究,在新生儿肝脏、肾脏等器官尚未发育完善时,喂药更加需要慎之又慎。

健康建议

（1）刚出生的孩子各器官功能发育还不完善,对药物的吸收和利用也不充分,易出现药物的毒副作用,因此用药需要在医生指导下进行,家长切不可擅自给孩子用药。

（2）胎便并非毒素,一般不需用药。

（3）初乳可以促进胎便排出,建议在宝宝出生后尽早开始母乳喂养。

3. 妈妈躺着喂奶，孩子会患上中耳炎吗

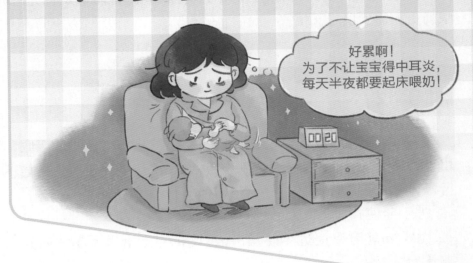

好累啊！
为了不让宝宝得中耳炎，
每天半夜都要起床喂奶！

由于小丽做的是剖宫产手术，产科护士便教她侧卧给宝宝喂奶，这样不容易压到肚子上的伤口，减少疼痛。久而久之，小丽就养成了侧躺着给宝宝喂奶的习惯。前几天，在和其他宝妈交流时，有人提醒她："妈妈躺着喂奶，宝宝容易患中耳炎！"

真的是这样吗？

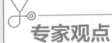

专家观点

妈妈躺着喂奶，只要喂奶姿势正确，并不会增加宝宝患中耳炎的风险。

112

都是咽鼓管"惹的祸"

之所以会有"妈妈躺着喂奶，宝宝更容易患中耳炎"的传言，还得先从耳的结构谈起。耳朵分为外耳、中耳、内耳三部分，中耳炎所指的中耳位于外耳和内耳中间，它的位置十分重要，向外有鼓膜阻挡不与外界相通，向内通过咽鼓管与鼻腔、口腔相通。中耳的炎症往往是沿着咽鼓管这条通路而来。

与成年人咽鼓管"外高内低"的结构特点相比，婴幼儿的咽鼓管显得"粗短直"，且开口位置"低"。这样的结果就是，进入鼻腔的病原体、分泌物和口腔的奶液等，容易逆行或倒灌，经咽鼓管流入中耳，引起耳部不适，甚至感染。

躺着喂奶，姿势正确更重要

常用的哺乳姿势有摇篮式、橄榄球式、侧躺式等，其中侧躺式是经典哺乳姿势的一种，尤其适用于产后初期妈妈较为虚弱时，以及夜间喂奶时。其实，不论妈妈采用哪种姿势喂奶，小宝宝都是侧躺着的。因此，妈妈当然可以躺着喂奶，只是需要注意在喂奶时将宝宝的头部或上半身适当垫高，同时使孩子的头和躯干保持在一条线上。这样，乳汁在重力的作用下，才能更顺畅地流入胃中，减少倒灌入耳朵的可能。

健康建议

宝宝的"护耳宝典"，建议家长收藏：

（1）增强免疫力，减少上呼吸道感染。

（2）室内勤通风，保持鼻腔通畅。

（3）正确擤鼻涕：让孩子上身向前倾，家长先用手指压住一侧鼻翼，让孩子慢慢向外吹气，将对侧鼻孔的鼻涕擤出，再用同样方法擤另一侧鼻孔的鼻涕，注意用力不要过猛。

（4）如果耳道内有污水，应及时清理。

（5）非必要不挖耳屎。

（6）远离二手烟。

（7）如果发现耳内持续流脓、有臭味，及时带孩子就诊。

4. 过早"把屎把尿"可行吗

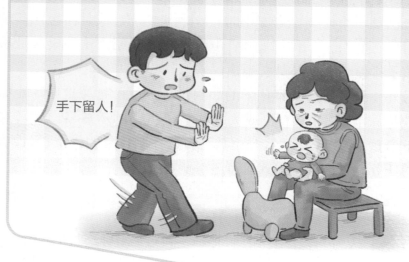

手下留人！

"嘘嘘嘘——"才3个月大的宝宝被奶奶强行抱在便盆上"把尿"。小家伙脸涨得通红,小屁股扭来扭去,就是不肯配合,最后大哭起来。爸爸心疼孩子:"这是干什么？你看孩子都哭坏了,别折腾了。"奶奶嘴一撇:"你不懂,越早'把屎把尿'才越好！"

真的是这样吗？

专家观点

科学养育更健康,不建议家长对孩子进行强制性"把屎把尿"。

115

"把屎把尿"的两种情况

一种是略带"强制性"地让孩子排便：如定时诱导孩子排便排尿，根据自己孩子小便频率定1小时、几个小时一次；或是在想让孩子尿尿的时候，通过把尿者的"嘘嘘"声促进宝宝尿尿。这种模式是家长控制孩子排便，属于强制性，不建议采取。

另外一种是通过观察孩子的如厕信号，进行"把屎把尿"：比如孩子排便排尿前的特定信号，或大一些孩子主动的示意、告知等，这种情况下给孩子"把屎把尿"，是由孩子自己控制自身的排便，家长承担辅助的任务。目前这种模式有待进一步探究。

"把屎把尿"的危害存在争议

有专家认为，孩子在"把屎把尿"的过程中长时间频繁用力，可能会对肛门附近的肌肉和括约肌造成很大压力，从而引起肛裂和肛门脱垂。但也有专家持保留意见，认为肛裂主要是由便秘、大便干燥、长期腹泻或其他局部创伤引起的，而直肠脱垂更多和先天发育、营养不良有关，目前没有足够的证据证实与"把屎把尿"有关。

但大部分专家认为，"把屎把尿"可能会增加骨骼发育不良的风险，尤其是新生儿期的宝宝脊柱和髋关节都还没有发育完全，排便次数多且不规律，长时间"把屎把尿"不利于脊柱的发育，因此不建议进行"把屎把尿"。其次，家长过早给孩子"把屎把尿"就等于是在提前训练，容易让孩子形成"把"的依赖，而不是依靠生理需要来进行排泄，长期这样会导致孩子憋尿反射不足甚至缺失，难以养成自主排便意识。

孩子 18~24 月龄进行如厕训练

美国儿科学会建议：大多数孩子在 18~24 月龄的时候，括约肌以及肛门括约肌才能发育成熟，孩子会渐渐出现自我排便意识。这时，孩子渐渐学会感知尿意、便意，然后协调肌肉组织来控制大小便。

爸爸妈妈在对孩子进行如厕训练时，一定要顺应孩子的生理需求，让孩子逐步感知尿意、便意，学会控制自己的括约肌，其次，还要仔细观察孩子本身有没有做好自主排便的准备。

8 个如厕训练的信号：

（1）尿布可以保持至少 2 小时干燥，或者午睡醒来后尿布还是干的；

（2）当尿布脏了以后，孩子会觉得不舒服，想要换尿布；

（3）对坐便器产生兴趣；

（4）大便时间逐渐变得规律；

（5）主动要求穿内裤；

（6）孩子可以遵守简单的指令；

（7）会用脸部表情、姿势或者语言来表达自己正在大小便；

（8）孩子可以自己或者在帮助下穿裤子、脱裤子。

健康建议

（1）家长要及时捕捉孩子的排便信号：家长平时要仔细观察孩子表情、行为的变化，读懂他们的"婴语"，如放臭屁、憋气、脸部发红、眼神发呆等。这时家长赶快问孩子是不是想要大便，然后带他们坐在马桶上排便。

（2）教孩子学会用语言表达便意：2~3岁多的孩子可以用简单的语言来表达自己的想法了。当观察到孩子有便意的时候，家长要引导、鼓励他们说出自己想要大小便的需求，以寻求大人的帮助。

（3）给孩子足够的耐心和理解：如厕能力的培养需要的时间比较久，期间孩子有可能出现行为倒退，家长也不要焦虑。即使孩子将大便拉到裤子里，也不要责备、嘲笑他们，而是要安慰、理解他们。

（4）如厕训练要循序渐进：先大便训练，再小便训练；先白天训练，再夜晚训练；先家里训练，再外面训练。

5. 孩子喜欢眯眼看东西，这是近视了吗

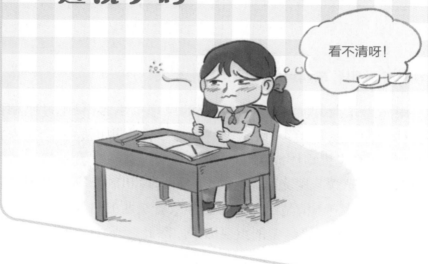

看不清呀！

过完一个寒假，重返小学校园的莉莉（化名，下同）发生了很大变化：原本忽闪忽闪的大眼睛，变成了眯眯眼，无论看什么东西，都爱皱着眉、眯着眼。班主任将这一情况反映给莉莉的妈妈，要她赶紧带孩子到医院检查，还反复强调："孩子喜欢眯眼看东西，一定是近视了！"

真的是这样吗？

专家观点

孩子喜欢眯眼看东西，不一定是单纯的近视，还可能有远视、散光等，具体情况需要到正规医院检查后才能确定。

孩子眯眼看东西可能与屈光异常有关

眼睛看东西其实和照相机拍照的原理差不多，只不过照相机会将物体成像在胶片上，而眼睛则将物体成像在视网膜上。如果我们看东西时，不能将物体成像在视网膜上，则会导致"看不清"，这种情况就叫屈光异常。屈光异常包括近视、远视和散光等。当孩子有屈光异常时，为了"看清楚点"，就可能导致看东西的时候眯着眼睛。

遗传是造成屈光异常的重要因素。除此之外，儿童期是眼睛快速发育的阶段，不合理用眼，如读写姿势不正确、长时间和高强度用眼、用眼时环境光线不好等，都可能造成眼疲劳，促使屈光异常情况的形成。

孩子出现以下情况要警惕屈光异常

（1）看东西喜欢眯眼睛。

（2）频繁眨眼、皱眉、揉眼睛：看不清楚物体时，有些孩子会试图通过频繁眨眼、皱眉等动作改善视力。干眼、倒睫、结膜炎等疾病也可能会导致上述动作。

（3）读书写字时眼睛贴得很近。

（4）看东西喜欢歪头：看东西总是喜欢歪头，需警惕斜视、眼球震颤等疾病。

定期进行眼及视力检查很重要

对于0~6岁儿童，由于他们年龄小，不能表达自己的感受，家长们很难通过常规带养发现孩子的视力问题。因此,对于低龄儿童,家长们需要定期带孩子到正规医院进行视力检查。

根据国家要求,建议每位孩子在出生、1、3、6、8、12、18、24、30、36月龄时进行眼及视力检查,3 岁后建议每年至少接受一次常规检查。通过不同年龄阶段不同的眼部检查,可排除各年龄段常见的眼部疾病,同时对发现的问题进行早诊断、早干预。

屈光异常可以通过专业治疗进行矫正

各种屈光异常,大多可通过光学或者手术方法矫正。光学方法主要是指医学验光后的配镜治疗。8 岁以上的近视儿童,还可以选择配戴角膜塑形镜或者使用低浓度阿托品眼药水延缓近视的发展。一些机构宣传理疗、按摩等可以提高孩子裸眼视力是不科学的。按摩及理疗可以一定程度地舒缓眼疲劳,但无法阻止屈光异常的进展。

健康建议

儿童"护眼宝典",建议爸爸妈妈们收藏。

（1）读写姿势要正确,书与眼睛保持 30~45cm 的距离;

（2）用眼光线要舒适,不能太强或太弱;

（3）用眼需适度,劳逸要结合:近距离用眼 30 分钟后远眺或者闭目休息 10 分钟;

（4）早睡早起,保证充足睡眠;

（5）营养均衡,水果蔬菜多吃,甜食零食少吃;

（6）"目浴"要充分:每天至少 2 小时的户外活动;

（7）定期带孩子做视力检查,及时发现异常情况。

6. 打耳光能打聋孩子吗

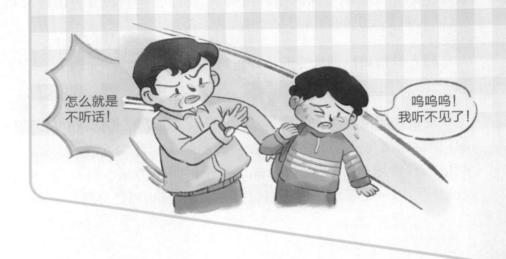

读四年级的军军(化名,下同)经常"皮"到让父母抓狂。这不,又闯祸了!课间操时,他故意捣乱让前面的女同学摔了一跤,班主任再次向暴脾气的爸爸说了这个情况,爸爸对着军军就是一记耳光:"你是不是聋了?叫你不许调皮,怎么就是不听!"军军哭得很厉害,他这次真的聋了……

一个耳光打聋一个孩子?是危言耸听还是确有其事?

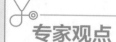

专家观点

　　一巴掌能打聋一个孩子？还真有可能！是爸爸心太狠,出手太重？有点冤枉他了！

　　如果没有爸爸的一巴掌,军军也可能因为别的原因变聋,比如一次意外的头部撞击、一次普通的感冒咳嗽,甚至一次偶然的打喷嚏,都有可能让军军失去听力。军军聋了,爸爸动手是外因,但绝非最主要的原因。导致他耳聋的"罪魁祸首",其实是耳聋基因,它才是导致军军耳聋的根本原因。

"怕挨打"的基因—— SLC26A4 基因

　　在众多耳聋基因中,SLC26A4 基因可谓是"出类拔萃"了。它在耳聋基因中可是响当当的"老二",而且它天生较弱,特别"怕挨打"。像军军一样,在那些被"一巴掌打聋"的孩子体内,几乎都有它的存在。因此,医学研究人员还给 SLC26A4 基因取了个外号,叫"一巴掌耳聋基因"。

　　其实,SLC26A4 基因不单单"怕挨打",有该基因突变的人,如果头部受到撞击或其他较强外力作用、剧烈运动、用力擤鼻、使劲咳嗽等,都有可能导致听力下降或者耳聋。也就是说,即使军军是个不调皮捣蛋的乖宝宝,也可能因为其他特殊情况而失去听力。

有 SLC26A4 基因突变也未必发病

　　SLC26A4 基因突变属于常染色体隐性遗传性耳聋,也就是说这个基因位于我们的常染色体上(人体有 23 对染色体,其中 1 对是性染色体,22 对是常染色体,染色体一半来自父亲,一半来自母亲)。遗传方式是隐性的,意思是如果只有一条染色体上 SLC26A4 基因出现突变是不会引起耳聋的,当两条染色体上 SLC26A4 基因都出现突变才会引起耳聋。因此,当两个携带此基因突变的隐性"携带者"结婚生育时,他们的孩子有 1/4 的耳聋概率。

健康建议

由于耳聋基因突变是导致遗传性耳聋的主要原因,因此建议以下人群做好耳聋基因检测:

(1)备孕夫妻双方或任何一方有听力障碍或听力障碍家族史;

(2)生育过先天性耳聋患儿或者对妊娠先天性耳聋胎儿焦虑的备孕夫妻;

(3)有耳聋高危因素的新生儿,如有颅面部畸形、巨细胞病毒等引起的宫内感染史、新生儿窒息史等;

(4)听力出现下降的幼儿。

孩子出生后如果耳聋基因筛查检出 SLC26A4 基因突变,需要家长注意做好以下事项:

(1)携带耳聋基因检测结果到正规医院的遗传科门诊进行咨询;

(2)定期带孩子去医院检查听力,关注孩子听力情况;

(3)如果孩子出现听力下降,请尽快就医,及时治疗,可减轻听力下降的程度和速度,必要时使用助听器、人工耳蜗等进行干预,避免因聋致哑;

(4)确诊患有大前庭导水管综合征的患儿在日常生活中需注意:避免头部受到外力撞击,不宜参加竞技性体育运动,避免用力吹奏乐器、举重、潜水、用力擤鼻等行为,并尽量避免情绪过分激动。

7. 孩子的身高受妈妈的影响更大吗

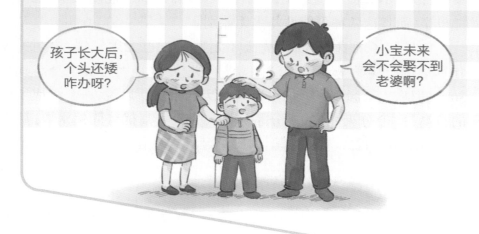

对于孩子的身高，民间流传"孩子的身高受妈妈的影响更大"，如果妈妈的个头不高，子女肯定也都不会高。这种传言让一些矮个子妈妈忧心忡忡，怕拖孩子身高的后腿，更担心孩子长大后会因为身高问题在学业、工作、婚姻等方面受影响。

专家观点

"孩子的身高受妈妈的影响更大"这个说法没有任何科学依据。

长高模式——"七分天注定,三分靠打拼"

相关研究发现,一个人成年后的身高 70% 取决于父母的身高。但究竟是取决于父亲身高多一点,还是取决于母亲身高多一点?答案是:区别不大!也就是说,孩子长大以后,身高可能随父亲,也可能随母亲,而且这两种可能性几乎无差别。

如果孩子的身高存在"先天不足",家长也无须气馁,早期关注和尽早进行科学干预,还有"翻盘"的机会,这是因为决定身高其余 30% 的是营养、睡眠、运动、心理等后天因素。所以说,一个人成年后的身高是"七分天注定,三分靠打拼",先天身高优势固然重要,后天努力也不可忽视。

身材矮小——切忌"病急乱投医"

身材矮小是指在相似生活环境下,身高较正常的同种族、同年龄、同性别人群的身高均值低 2 个标准差或低于第 3 百分位。导致身材矮小的原因非常复杂,有生长激素缺乏症、家族性矮小、特发性矮小、体质性青春发育延迟、小于胎龄儿、原发性甲状腺功能减退症、先天性卵巢发育不全(Turner 综合征)以及全身性疾病等。究竟是哪一种原因,则需要通过医生询问病史、体格检查以及医学辅助检查后,再进行综合分析才能得知。只有找到了病因,采取针对性治疗,促进长高才能"事半功倍"。因此,当家长发现孩子身材矮小时,切不可"病急乱投医"。

健康建议

想让自己的孩子将来拥有满意身高,以下事项要注意:

（1）合理均衡的营养：注意饮食多样化，保证充足的热量摄入，以及蛋白质（尤其是优质蛋白质）、维生素、钙和各种微量元素等营养的均衡，少吃油炸食品、碳酸饮料。

（2）持之以恒的适当运动：适量运动可以促进生长激素分泌，促进生长发育，如弹跳类运动和有氧运动。要注意保持运动的连续性，最好每次运动 30 分钟以上，以面部红润、微微出汗为宜。

（3）充足良好的睡眠：晚上 10 点后至第二天早上 7 点前，是生长激素分泌的主要时间，所以家长要让孩子在晚上 9 点之前入睡，确保孩子每天有 8~9 个小时的高质量睡眠时间。

（4）定期记录孩子的身高和体重：每 3 个月测量一次孩子的身高体重，把测量的具体时间和数值记录下来，再计算出孩子的生长速度并绘制生长曲线图。

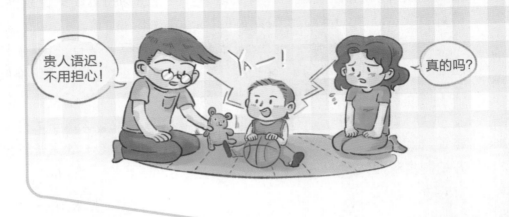

8. 孩子说话晚会更好吗

最近，一位妈妈发现 2 岁多的宝宝还不会说话，不管做什么都喜欢用手比画。无论怎么诱导都不开口，奶奶安慰道："没事没事，孩子说话晚是好事，'贵人语迟'嘛，长大了就好了！"

真的是这样吗？

专家观点

还真有说话晚，成为"贵人"的例子。大名鼎鼎的明朝"一哥"——王阳明，据说他就是 5 岁才开口说话，却成为一代圣贤。但更多说话晚的孩子不仅不是"贵人"，甚至可能连个"正常人"都算不上。所以,家长如果发现自己的孩子到了一定的年龄阶段,仍不开口说话,应该尽快就医,请专业医生帮助排查孩子是否有语言发育迟缓、听力障碍等健康问题。

被误读的"贵人语迟"

"贵人语迟"在历史上没有确切的出处,是根据论语《学而》《里仁》以及苏洵的《心术》三段话汇总而来:"贵人语迟,敏于行却不讷于言,泰山崩于前而色不变,麋鹿兴于左而目不瞬"。它的原意是要求人敏于行,强调行动而反对夸夸其谈,要求以静处变,如此才是君子之道。"迟"在这里的意思是有意识地"慢半拍",经过了一番深思熟虑,仔细揣度的话语才更有说服力。但在民间演变到后来,就衍生出小孩说话晚,可能是"贵人"的意思了,这是被误解了,是不科学的。

开口说话晚的原因复杂

国内发育行为儿科专家普遍认为:至今没有方法能够在所有就诊的 2~3 岁语迟儿童中,准确区分哪些将来一定会被诊断为"儿童语言障碍",哪些将来一定能赶上正常语言发育的儿童,大约是 50% 的可能性。即使语迟儿童在 4~7 岁赶上了语言发育正常的儿童,到了小学高年级,这些儿童大部分有叙事和阅读能力有关的学习困难。所以,对于语言发育迟缓的孩子,建议家长带孩子进行全面的发育评估、指导,动态随访其转归情况。

健康建议

爸爸妈妈们想要孩子"妙语连珠",记得要抓住孩子语言发育的黄金期(0~3岁),从生理发展、认知发展和社会性与情感性的发展这三个维度助力孩子语言发育。

(1)锻炼孩子的咀嚼能力:孩子开口说话需要面部肌肉的支持,也就要锻炼咀嚼肌。家长要给孩子逐渐增加辅食硬度:一般6月龄以泥状食物为主,7~9月龄以末状食物(如肉末、烂粥烂面)为主,10~12月龄以碎状、丁块状食物为主。

(2)用简单的语言与孩子沟通:平时和孩子说话,要发音清晰、声调较高、吐字缓慢,说简短重复的话语,如"宝宝,妈妈爱你",不建议说长而且信息量大的句子。

(3)引导孩子多说:不要孩子还没开口,只是给个手势或者说个关键词,就立马懂孩子要干什么并帮助完成。孩子掌握了"捷径",体会不到说话的成就感,就慢慢地懒得开口了。

(4)一起读绘本:一起读绘本能增进亲子感情,有助于孩子学习发音。可以和孩子讨论剧情,比如将陈述式的"小熊住在森林"换成"小熊的家在哪里呀?"引导孩子说出更多词语。

(5)带孩子认识新事物:接触外面的人和新鲜事物,能引发宝宝的好奇,锻炼说话能力。

(6)把自己变成"话痨":家长可以用生动夸张的表情,有情感地和孩子说话。"做什么、说什么",让孩子体会有场景的语言非常重要。孩子主动说话时,家长要倾听并积极回应,让孩子觉得自己说话有力量,得到了重视。

(7)鼓励孩子和同龄人玩耍:带孩子和小朋友接触,在家或者去公园玩游戏,让他们自由沟通,能促进语言能力、提高模仿能力,也培养了社交能力。

9. "大脑壳"的孩子是更聪明吗

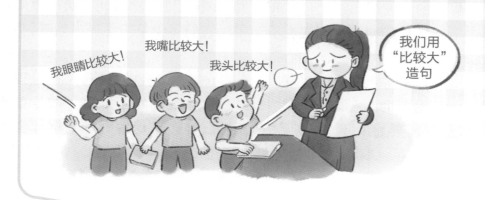

怀胎十月,小丽顺利地生下了一个男宝宝,家里人高兴极了,尤其是大大的脑袋,让奶奶很是喜欢,逢人便夸自己孙子"大脑壳",将来一定会有出息! 在现实生活中,很多人似乎都喜欢大头宝宝,都说头大的孩子更聪明。

事实真的是这样吗?

专家观点

淡定! 淡定! "大脑壳"未必就等于"大智慧",千万不要混为一谈。

头围大小反映脑和颅骨的发育

头的大小像身高、体重一样，都有一个正常范围。头大并不代表大脑就越发达，越聪明。要知道，在动物世界里，比我们人类脑袋大得多的动物比比皆是，例如鲸、大象，它们的大脑可比人类的重好几倍，但论"聪明"，我们人类不知要甩它们多少条街了！当然啦，头小也并不一定代表大脑发育滞后，智力低下。

其实，孩子的头围反映的是孩子脑和颅骨的发育，是衡量孩子生长发育的指标之一。如果要想全面、准确地了解孩子的发育状况，还需要将头围、身高、体重、胸围、神经运动发育等指标综合考虑。此外，头围的大小和父母本身遗传、营养有关：如家长的头大，则孩子也有可能头大；如妈妈在孕期存在营养不良，则可能导致孩子头小。

孩子头围异常可能是疾病预警征兆

孩子一岁前是大脑发育的关键期，这个阶段也是孩子头围增长的最快阶段。新生儿的头围平均约为 34cm，男孩 33~35cm，女孩 32.5~34.5cm。出生后的第一年，孩子的头围应该总增长 12cm 左右。前 3 个月增长最快，能增长约 6cm，后 9 个月约 6cm。1 岁时，婴幼儿平均头围为 46cm。

孩子头围的数据不像一些高级的仪器那样高大上，但对于监测孩子的健康状态却非常重要。头围如果太大（头围大于第 97 百分位）或是太小（头围小于第 3 百分位），或者短期之内忽然变大好多，则说明孩子身体可能存在异常；如果孩子还同时伴有哭闹、呕吐、抽搐、眼斜等症状，家长要警惕了，孩子很可能患有疾病，建议尽快带孩子去医院就诊。

健康建议

宝宝的智力一部分靠先天遗传,另一部分则来自后天的培养。保持充足的睡眠、合理的营养、适宜的运动与教育、健康的成长环境以及家人的关爱等,都能促进孩子智力的提升,让孩子变得更加聪明。

孩子咳嗽会"咳"出肺炎吗

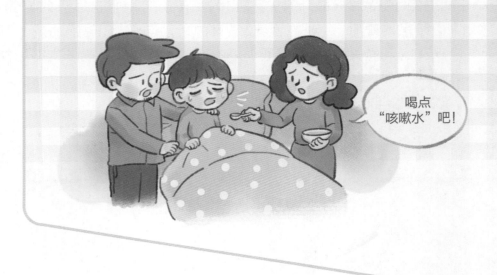

喝点"咳嗽水"吧！

乐乐（化名，下同）是一个4岁的小男孩，这次咳嗽、流鼻涕持续了1个多月，一直不见好转，甚至还有加重的趋势，妈妈便带他去医院就诊。经医生详细检查，乐乐被诊断为"支气管肺炎"。现在，乐乐妈妈很后悔，逢人就说是因为没有及时给乐乐服用咳药，导致乐乐"咳"出了肺炎。

真的是这样吗？

专家观点

咳嗽能"咳"出肺炎——这是家长在认识上的一个误区！

咳嗽是人体的一个保护性反射

咳嗽只是疾病的一个症状。所谓症状，其实就是人得病以后，身体的一些异常表现。这些表现可以由患者自己或者患者的家人来告诉医生，也可以是医生自己观察到的。而咳嗽这种症状，其实是人体的一种保护性反射。比如我们一不小心呛了水，水进入呼吸道后，我们就会咳嗽，这时候的咳嗽就是身体为保护我们做出的一种反应，帮助我们把呛进去的水"咳"出来。

除了呛水，其他异物进入呼吸道，以及患肺炎、呼吸道感染、支气管炎，甚至是吸二手烟都有可能引起咳嗽。咳嗽能帮助我们清除呼吸道分泌物和有害因子。

盲目止咳可能加重病情

镇咳药大致分为两类，分别为中枢性镇咳药和末梢性镇咳药。中枢性镇咳药是选择性地抑制延髓咳嗽中枢而达到止咳的目，末梢性镇咳药则是通过抑制咳嗽反射弧中的感受器、传入神经或传出神经中的任一环节而发挥止咳作用。

如果家长给孩子擅自服用一些止咳药物，抑制了咳嗽反射，造成了分泌物排出不畅，表面看起来貌似止住了咳嗽，但如果内部的感染未得到控制，病情可能进一步加重。因此，盲目止咳的做法不可取。正确做法是立即带孩子就医，在明确了病因后，再进行对症治疗。只有消除了病因，才能真正达到止咳的目的。

健康建议

（1）家长要根据环境温度的变化，及时给孩子增减衣物。

（2）避开二手烟环境。有研究表明,孩子长时间暴露在二手烟环境中,会增加患支气管炎、肺炎及哮喘等呼吸系统疾病的风险。

（3）当孩子出现轻微咳嗽时,家长可先观察。如果咳嗽有加重趋势,切勿擅自止咳,应尽快就医。

（4）咳嗽痰多时,家长可用空心掌从下往上给孩子拍背,辅助咳出痰液。

（5）如果鼻塞涕多,家长可以在孩子平卧时适当垫高枕头,避免鼻涕倒流入咽喉,刺激咽喉引起咳嗽。

（6）咳嗽期间,需清淡且易消化饮食,忌食肥甘厚腻及辛辣刺激食物;川贝蒸梨、烤橘子等食疗方需要辨证寒热后方可食用。

（7）家长要注意观察孩子的呼吸情况,如发现呼吸次数增快（2月龄内,≥60次/min;2~12月龄,≥50次/min;1~3岁,≥40次/min）,建议尽快带孩子就医。

11. "干饭"娃会更健康吗

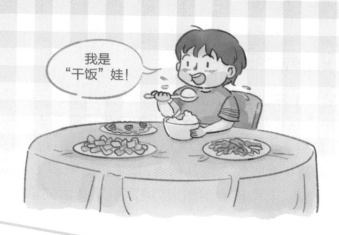

我是
"干饭"娃!

丁丁(化名,下同)是这一带出名的"干饭"娃。

其他小朋友在玩游戏,他在"干饭"。

不是早中晚三餐时间,他在"干饭"。

刚刚放下碗筷没多久,他又要去"干饭"啦!

妈妈有点担心地说:"这样下去可不得了。"奶奶说:"能吃是福,会吃的娃娃才更健康嘛。"

吃得越多,真的越健康吗?

专家观点

饮食有度,尤其是孩子,吃得多,未必就更健康!

饮食遵循"七分饱"

随着生活水平的提高,家长都非常注重孩子的营养。每天一定要给孩子吃多种食物,不管孩子的消化系统是否能接受。中医认为小儿"脾常不足",意思是说小儿的脾功能发育尚不完善,而脾主运化,负责消化和吸收食物的营养,如果孩子吃多了,超过了脾的能力,就容易出现积食、厌食等情况,进而引发其他健康问题。明代《育婴家秘》中提到"若要小儿安,常受三分饥与寒",告诉家长如果要想自己的孩子健康,就不能让他/她吃得过饱穿得过多,"七分饱"才是最好的。

"七分饱"到底是多少呢?其实并没有统一标准,需要家长在带养过程中仔细观察,进行反馈式喂养。家长可以每天闻一闻孩子有没有口气?大便有没有酸臭味?睡觉时会不会翻来覆去?如果出现了上述症状,则需要在原有饮食的基础上减少进食量。

以下喂养误区要远离

(1)随意添加辅食:适时、适当添加辅食,在对促进孩子味觉发育、锻炼咀嚼、吞咽、消化功能以及培养良好的饮食习惯等方面有着重要意义。部分家长认为孩子只要开始加辅食就可以任意添加,无论是种类还是性状都很随意。这样的喂养方式可能会为孩子埋下挑食、厌食的隐患。

（2）追喂、哄喂或强喂：部分家长看到孩子不愿意进食便内心焦虑，于是想尽各种办法，对其进行强喂、哄喂或者追喂饮食。这些方式一方面容易让孩子养成不良的饮食习惯，另一方面也容易让孩子对进食产生不良情绪。其实，孩子的食量因性别、运动及遗传等差异而有所不同。家长在喂养的过程中，无须和其他孩子进行比较，只要找到最适合自己孩子的喂养方式即可。

（3）给孩子吃"补品"：很多家长担心孩子的营养不够，经常会给孩子吃所谓的"补品"。"补品"大部分都是厚重滋腻的食物，对孩子而言，不易消化，不仅起不到"补"的作用，反而会加重脾胃的负担。

健康建议

均衡的营养，合理的膳食，科学的喂养态度，是保证儿童健康成长的前提。《中国居民膳食指南（2022）》已经发布并出版了，该指南内容涵盖了儿童各个成长时期的膳食营养要求，建议爸爸妈妈以及儿童照顾者学习和了解。